中医临床必读丛书

眼科金镜

清·刘耀先　辑著
韦企平　郑金生　整理

人民卫生出版社

图书在版编目（CIP）数据

眼科金镜/清·刘耀先辑著　韦企平等整理. —北京：人民卫生出版社，2006. 8

（中医临床必读丛书）

ISBN 978-7-117-07823-8

Ⅰ. 眼…　Ⅱ. ①刘…②韦…　Ⅲ. 中医五官科学：眼科学　Ⅳ. R276. 7

中国版本图书馆 CIP 数据核字（2006）第 073492 号

中医临床必读丛书

眼 科 金 镜

辑　　著： 清·刘耀先
整　　理： 韦企平　郑金生
出版发行： 人民卫生出版社（中继线 010-59780011）
地　　址： 北京市朝阳区潘家园南里 19 号
邮　　编： 100021
E - mail： pmph @ pmph. com
购书热线： 010-59787592　010-59787584　010-65264830
印　　刷： 北京盛通数码印刷有限公司
经　　销： 新华书店
开　　本： 850×1168　1/32　　**印张：** 7. 75
字　　数： 149 千字
版　　次： 2006 年 8 月第 1 版　2025 年 12 月第 1 版第 15 次印刷
标准书号： ISBN 978-7-117-07823-8/R·7824
定　　价： 15. 00 元

出版者的话

中医要发展创新，提高临床疗效是必由之路。而提高临床疗效的捷径，就是继承前人宝贵的诊疗理论和丰富的临床经验。古今大凡著名医家，无不是在熟读古籍，继承前人经验的基础上而成为一代宗师的。厚积薄发，由博返约，是读书成才的必然过程。步入21世纪，中医的发展与创新仍然离不开继承，而继承的第一步必须是熟读中医古籍，奠定基础。这好比万丈高楼，筑基必坚；参天大树，扎根必深。

为了在新世纪进一步发展中医，提高中医临床疗效水平，针对目前中医现状，国家中医药管理局启动了“优秀中医临床人才研修项目”。该计划首批精选培养名中医200名左右，期望在新世纪再培养一大批中医临床大家，为我国人民的医疗保健再做贡献。做临床，必读古籍；做名医，更需要熟悉古籍并能灵活应用。为了适应中医临床人才培养计划，我们从“优秀中医临床人才研修项目”必读书目中先期精选了中医各科必读的20种予以整理出版，后51种相继出版发行，《中医临床必读丛书》的出版渐臻完备。本丛书共71种，所选精当，涵盖面广，多为历代医家推崇，尊为必读经典著作，在中医学发展的长河中，占有重要的学术地位。

本次整理突出了以下特点：①力求原文准确，每种医籍均由各科专家遴选精善底本，加以严谨校勘，为读者提供精确的原文。②原则上只收原文，不作校记和注释，旨在使读者在研习之中渐得旨趣，体悟真谛。③每书撰写了导读，介绍该书的作者生平、成书背景、学术特点，及对临床的指导意义以及如何学习运用等内容，提要钩玄，以启迪读者。为便于读者检索，书后附以索引。

期望本丛书的出版，能真正起到读古籍，筑根基，做临床，提疗效的作用，有助于中医临床人才的培养和成长，以推动我国中医药事业的发展与创新。

一、经典著作

《黄帝内经素问》

《灵枢经》

《伤寒论》

《金匮要略》

《温病条辨》

《温热经纬》

二、通用著作

《素问玄机原病式》

《素问病机气宜保命集》

《儒门事亲》

《脾胃论》

《兰室秘藏》

《格致余论》

《丹溪心法》

《景岳全书》

《医贯》

《理虚元鉴》

《慎柔五书》

《医宗金鉴》

《石室秘录》

《杂病源流犀烛》

《类证治裁》

《医林改错》

《血证论》

《本草备要》

《医方集解》

《名医类案》

《医学衷中参西录》

三、各科著作

(一)内科

《金匮钩玄》

《秘传证治要诀及类方》

《医宗必读》

《医学心悟》

《证治汇补》

《医门法律》

《张氏医通》

《张聿青医案》

《临证指南医案》
《症因脉治》
《医学入门》
《医醇賸义》

(二)外科

《外科证治全生集》
《外科发挥》
《疡科心得集》
《外科精义》

(三)妇科

《妇人大全良方》
《女科经纶》
《傅青主女科》
《竹林寺女科秘传》
《济阴纲目》

(四)儿科

《小儿药证直诀》
《活幼心书》
《幼科发挥》
《幼幼集成》

(五)眼科

《秘传眼科龙木论》
《审视瑶函》
《银海精微》
《目经大成》
《眼科金镜》

(六)耳鼻喉科

《重楼玉钥》
《口齿类要》
《喉科秘诀》

(七)针灸科

《针灸甲乙经》
《针灸大成》
《针灸聚英》

(八)骨伤科

《永类钤方》
《仙授理伤续断秘方》
《世医得效方》
《正体类要》
《伤科汇纂》
《厘正按摩要术》

(九)养生

《遵生八笺》
《老老恒言》

人民卫生出版社

2006年5月

序

中医药学是具有中国特色的生命科学，是科学与人文融合得比较好的学科，在人才培养方面，只要遵循中医药学自身发展的规律，只要把中医理论知识的深厚积淀与临床经验的活用有机的结合起来，就能培养出优秀的中医临床人才。

近百余年西学东渐，再加上当今市场经济价值取向的作用，使得一些中医师诊治疾病，常以西药打头阵，中药作陪衬，不论病情是否需要，一概是中药加西药。更有甚者不切脉、不辨证，凡遇炎症均以解毒消炎处理，如此失去了中医理论对诊疗实践的指导，则不可能培养出合格的中医临床人才。对此，中医学界许多有识之士颇感忧虑而痛心疾首。中医中药人才的培养，从国家社会的需求出发，应该在多种模式多个层面展开。当务之急是创造良好的育人环境。要倡导求真求异，学术民主的学风。国家中医药管理局设立了培育名医的研修项目，首先是参师襄诊，拜名师制订好读书计划，因人因材施教，务求实效。论其共性则需重视“悟性”的提高，医理与易理相通，重视易经相关理论的学习；还有文献学、逻辑学，生命科学原理与生物信息学等知识的学习运用。“悟性”主要体现在联系临床，提高思想思考思辩的能力，破解疑难病例获取疗效。再者是熟读一本临证案头书，研修项目精选的书目可以任选，作为读经典医籍研修晋阶保底的基本功。第二是诊疗环境，我建议城市与乡村、医院与诊所、病房与门诊可以兼顾，总以多临证多研讨为主。若参师三五位以上，年诊千例以上，必有上乘学问。第三是求真务实,“读经典做临床”关键在“做”字上苦下功夫,敢于置疑而后验证、诠释进而创新,诠证创新自然寓于继承之中。

中医治学当溯本求源,古为今用,继承是基础,创新是归宿,认真继承中医经典理论与临床诊疗经验,做到中医不能丢,进而才是中医现代化的实施。厚积薄发、厚今薄古为治学常理。所谓勤求古训、融汇新知,即是运用科学的临床思维方法,将理论与实践紧密联系,以显著的疗效、诠释、求证前贤的理论,寓继承之中求创新发展,从理论层面阐发古人前贤之未备,以推进中医学科的进步。

综观古往今来贤哲名医均是熟谙经典,勤于临证,发遑古义,创立新说者。通常所言的“学术思想”应是高层次的成就,是锲而不舍长期坚持“读经典做临床”在取得若干鲜活的诊疗经验的基础上,应是学术闪光点凝聚提炼出的精华。笔者以弘扬中医学学科的学术思想为己任而决不敢言自己有什么学术思想,因为学术思想一定要具备有创新思维与创新成果,当然是在继承为基础上的创新;学术思想必有理论内涵指导临床实践,能以提高防治水平;再者学术思想不应是一病一证一法一方的诊治经验与心得体会。如金元大家刘完素著有《素问玄机原病式》,自述“法之与术,悉出《内经》之玄机”,于刻苦钻研运气学说之后,倡“六气皆从火化”,阐发火热病证脉治,创立脏腑六气病机、玄府气液理论。其学术思想至今仍能指导温热、瘟疫的防治。非典型传染性肺炎(SARS)流行时,运用玄府气液理论分析证候病机,确立治则治法,遣药组方获取疗效,应对突发公共卫生事件造福群众。毋庸置疑刘完素是“读经典做临床”的楷模,而学习历史,凡成中医大家名师者基本如此,即使当今名医具有卓越学术思想者,亦无例外,因为经典医籍所提供的科学原理至今仍是维护健康防治疾病的准则,至今仍葆其青春,因此“读经典做临床”具有重要的现实意义。

值得指出,培养临床中坚骨干人才,造就学科领军人物是当务之急。在需要强化“读经典做临床”的同时,以唯物主义史观学习易经易道易图，与文、史、哲，逻辑学交叉渗透融合，提高“悟性”指导诊疗工作。面对新世纪东学西渐是另一股潮流，国外学者研究老聃、孔丘、朱熹、沈括之学，以应对技术高速发展与理论相对滞后的矛盾日趋突出的现状。譬如老聃是中国宇宙论的开拓者，惠施则注重宇宙中一般事物的观察。他解释宁宙为总包一切之“大一”与极微无内之“小一”构成，大而无外小而无内，大一寓有小一，小一中又涵有大一，两者相兼容而为用。如此见解不仅对中医学术研究具有指导作用，对宏观生物学与分子生物学的链接，纳入到系统复杂科学的领域至关重要。近日有学者撰文讨论自我感受的主观症状对医学的贡献和医师参照的意义；有学者从分子水平寻求直接调节整体功能的物质，而突破靶细胞的发病机制；有医生运用助阳化气，通利小便的方药能同时改善胃肠症状治疗幽门螺杆菌引起的胃炎，还有医生使用中成药治疗老年良性前列腺增生，运用非线性方法，优化观察指标，不把增生前列腺的直径作为惟一的“金”指标，用综合量表评价疗效而获得认许，这就是中医的思维，要坚定地走中国人自己的路。

人民卫生出版社为了落实国家中医药管理局设立的培育名医的研修项目，先从研修项目中精选 20 种古典医籍予以出版，余下 50 余种陆续刊行，为我们学习提供了便利条件，只要我们“博学之，审问之，慎思之，明辩之，笃行之”，就会学有所得、学有所长、学有所进、学有所成。治经典之学要落脚临床，实实在在去“做”，切忌坐而论道，应端正学风，尊重参师，教学相长，使自己成为中医界骨干人才。名医不是自封的，需要同行认可，而社会认可更为重要。让我们互相勉励，为中国中医名医战略实施取得实效多做有益的工作。

王永炎

2005 年 7 月 5 日

导读

清末民初眼科学家刘耀先《眼科金镜》4卷，撰成于清末。该书虽出现在西医传入中医之后，却保持了传统中医眼科的特色。在汲取古代中医眼科成就的基础上，作者根据自身丰富的临床经验，深入探讨眼科疾病的各种诊治方法，有诸多新的创见。书中对眼病的鉴别诊断详明，除完好保持中医传统的金针拨内障的手术疗法之外，在药物治疗方面更有许多丰富的治疗经验。全书有论有方，且有医案作为映证，是传统眼科著作的佼佼者。

一、《眼科金镜》与作者

刘耀先（1864～?），字延年，河北保定府清苑县人。少习儒无成，遂钻研医学，精于眼科。作者遍读古代中医眼科书，且对每一书的短长都有中肯的评价。例如他认为题名孙思邈的《银海精微》虽绘图标证，但无内障之治；王子固《眼科百问》毫无可凭，顾养吾《银海指南》文理均佳，但其方偏颇，喜补恶攻。刘氏欣赏的是《龙木论》中的金针拨内障法，可以应手取效，拨云见日。傅仁宇《审视瑶函》内障外障具备，说理明晰，用方多效，被刘氏誉为“济世之宝鉴，开盲瞽之明镜也”。

在充分汲取前人治眼的理论与经验的基础上，作者熟谙中医眼科的外障、内障治疗法，汤药、手术，无不精通。他是当地的眼科名医，每天就诊病人数十人。尤其是许多内障患者，经作者精湛的金针拨内障手术治疗之后，“盲然来，即瞭然去”，立见光明。故刘耀先在当地口碑载道，颂声遍遐迩。作者丰富的治疗经验，使其深感有必要将其多年心得，编为《眼科金镜》一书。

该书有作者自序，但没有说明作序之年。其卷1、2“内障正宗”完成于1908～1909年。从书中存有宣统三年（1911）蒋式芬序，可知全书最晚成书于清末最后一年。其时作者将近50岁，正是学识成熟的年龄。该书现存最晚的序言是民国九年（1920），文中还提到民国甲子（1924），说明又经过十几年的修订，终于在1926年刊行。

二、主要学术特点及对临床的指导意义

《眼科金镜》成书虽晚，但其学术意义和实用价值在中医传统眼科书中却属上乘。其最大特点是内、外障兼论，取舍精当，辨证入微，无论手术还是药物，都有颇好疗效，且其中蕴藏着许多有待开发的中医特色疗法。

该书4卷，一、二卷之前有扉页，题书名为《内障正宗》；三、四卷题书名为《外障备要》。这一编排显示了作者的学术底蕴和临床功力。当时一般的眼科医生，偏重于药物治疗，且拘泥于成方旧说，所谓“谈论有文，笔下有方。经络轮廓，件件精熟”。但是一遇内障，就束手无策，或者用滋补剂敷衍塞责。作者却对内障、外障的治疗无一不精，故此书两大部分，概括了中医眼科主要的治疗内容。

作者为临床医生出身，讲求实际疗效。他所编写的书籍，虽然也引经据典，摘录了部分前人精方名论，但其最大的特色是务实求真，不尚虚饰。古代眼科书动辄以72症、81症为数，但该书去粗取精，去伪存真，不为某一固定的数字所囿，精选

临床实用眼科疾病。其中内障40余症，外障30余症，论症简明扼要，且有许多精细的鉴别诊断。例如作者在书中提到："症有相仿者，有相同者，有相类者，有病同症异者，有症同病不同者，有病名同治法不同者。"例如蟹睛症与黑翳如珠症，属相仿之症；内枣花翳、外枣花翳，内偃月、外偃月翳，此相同症；横翳症、剑脊翳，此相类症。有胬肉攀睛，奇经客邪亦名胬肉攀睛，此名同治法不同。类似这样的清晰论说，在清代及其以前的眼科书中很少见。这些辨析对学习中医眼科的读者有很强的指导意义。

该书另一个突出特点是几乎在每一个眼科病症下，都介绍了作者个人的诊治心得。例如既往医家论及眼症，在某些关键之处，并没有特别突出地予以说明。该书则画龙点睛，介绍其论症的关节点。又如有一些病症阐述不详，作者则予以补充说明。在治疗上，作者注重介绍实用之方、之法，并评述这些方法的实际疗效。尤其是对疾病治标、治本有独到的心得。例如因痞积、泄泻而患眼疾，强调先治痞、泻，后治患眼。而痘后生翳、疹后生翳，又必须先治其翳。又如小儿疳伤，则明确提出："勿治其目，竟治其疳。"对具有一定危险性的金针拔内障手术，作者汲取了前人的经验，详尽地介绍了该手术的适应症、进针的角度、操作方法和术后的护理。这在当时是十分难能可贵的。许多病症之后还附有作者治疗的医案，使各病症的诊断和治疗落在实处。

总而言之，该书从方便临床治疗出发，精选病症，详加鉴别诊断，并出示了许多实用的治疗方法，可供中医临床和研究者参考。

三、如何学习应用《眼科金镜》

《眼科金镜》产生的年代，正在清末民初。其时西医眼科已经传入中国。当时社会上也有许多人以斗异标新为时尚，对中医采取排斥的态度。但是刘耀先以其扎实的中医眼科功底，出色的临床治疗效果，为中医眼科赢得了声誉。在刘氏书中，丝毫看不到受西医眼科影响的痕迹，完全立足于中医传统眼科知识，坚持传统疗法，亦能获得很好的疗效。这正说明该书的魅力所在和高超之处。

如何学习《眼科金镜》呢？最根本的一条就是注意汲取作者的经验之谈，尤其是作者独特的辨证与治疗经验。

要做到这一点，就要细读该书，寻找属于作者自家见解的内容。例如“青盲症”，该书记载：“青盲症之起，不痛不痒，不红不肿。瞳神不大不小，并无别之颜色，俨然与好眼一般，只是不能睹物。”青盲症早在隋代的《诸病源候论》中就有详细记载。但是其治疗方法不外是滋补肝肾。刘耀先认为：“近时此症颇多，医者多有不明之本源。见目不红不肿，不痛不痒，便谓肝肾两亏，以滋补肝肾剂治之。药之一下，病反增剧。不曰药不投病，反曰内障不能治疗。”

作者自幼研究青盲症，并对此症有独到见解。他认为此症是“玄府幽隐之源，郁遏脏腑精华不能上升，归明于目”。并提出“舒经开郁、清热降火”的新法，创立了清热地黄汤，临床用之甚效甚捷。作者提醒：“古方多有不效者，余删补之。业斯道者，自细斟酌用之。”

作者又进一步对小儿青盲发病机理发表了自己的看法。他认为这是一种极危险的病症，原因是“病后热留经络，壅闭玄府，精华不能上升荣养之故”，因此依然主张用舒经清热法治之。作者附录了自己拟创的两个方剂，并附列了一个使用舒郁清热为主有效治疗一例小儿青盲的成功医案。

值得提出的是，现代已故著名中医眼科专家韦玉英正是从《眼科金镜》论述青盲和小儿青盲症中受到启发，结合自己大量临床实践经验，从“舒经开郁，清热降火”立法，自创钩藤熄风饮和明目逍遥汤，治疗小儿青盲屡见疗效。她主持的“明目逍遥汤治疗血虚肝郁型儿童视神经萎缩的临床研究”获得1985年卫生部科技成果甲等奖；研制的明目逍遥冲剂获得1990年中国文化博览会金奖。足见继承前贤经验实属必要，但更应在自己的临床诊务中予以验证，并利用现代研究条件将其精粹之处发扬光大。

任何一部古代医书，由于受到时代的局限，其中都可能会有不同方面的缺陷。因此不可能依靠某本书包治百病。《眼科金镜》虽然撰成的年代距今不久，也同样存在它的局限性。该书作者信道好佛，相信轮回报应，甚至在书中记载扶乩之类的迷信东西。但作为一部优秀的眼科著作，该书的特点非常明显，尤其是作者根据自己临床实践所论所谈，对启迪中医眼科的临床治疗将会有所裨益。该书的整理出版，希望能为当代中医眼科的发展发挥一定的促进作用。

郑金生　韦企平

2006年4月

整理说明

一、清末民初刘耀先《眼科金镜》成书于宣统三年（1911），今惟存保阳益文书局 1926 年石印本。该本手写上版，颇多错讹。1987 年陆拯主编的《近代中医珍本集·五官科分册》校点本改正了其中一些错误，但删节了其中的若干序文、插图及内容。今以 1926 年石印本为底本，重新整理校正，尽可能保持该书的原貌，并汲取了陆拯主编的排印本某些校正所得。底本所引之文每与原文有小出入，其意义可通者，一般不改。出入较大者始据所引原书予以校正。

二、该书之末附有“大宗伯董玄宰先生秘传延寿丹方”、石天基“通天乐叙”。此数篇专谈修身养性，内容虽涉传闻，或以祷神修仙为务，但为保留原书面貌，不删不改。

三、本书采用横排、简体，现代标点。容易产生歧义的简体字，仍使用原繁体字。

四、该书药物有不规范之药名、穴名，为方便读者阅读，今径改作通用名，如（括号中为校改后的正名）白凡（白矾）、青蒙石（礞石）、黄蘖（黄柏）、川山甲（穿山甲）、合骨（合谷）等。

五、凡底本中的异体字、俗写字，或笔画差错残缺，或明显笔误，均径改作正体字，如（括号中为校改后的正字）：努（胬）、脸（睑）、肓（盲）、饥（肌）等。某些名词术语用字与今通行者或有不同，如“瞳仁”原作“瞳人”，今一律改作通行者。“目劄”一词据正文内容当为“目眨”，亦径改。原书方剂的容量单位“钟”，今统一用“盅”取代，以便当代读者使用。

六、该书药物剂量为一两或一钱时，常省略“一”字。今均补之，以便现代读者使用。

七、原书各卷前有目录，其方剂名之下录有主治，内容或与正文有所出入。今依据正文重新编制目录，并在书后附有方剂索引，以便检索。原目录与正文有出入者，一般据正文改目录。正文存在少数体例不统一的问题，今酌情予以纠正。

吴佩孚序

昔范文正少时有曰：不为良相，即为良医。盖以良医之济人，无异良相之济世。若更于救苦救难之余，不私妙用，详述秘诀，愿以授人，欲使千百万世而后，确即凭依，免罹灾害，同享幸福。其存心之仁慈与功德之远大，即较良相更有加焉。余观刘延年先生所著眼科一书，不禁有。先生素号神医，而于眼科独擅特长，启明发聩，无不著手成春。数十年来，苦心治疗，人无丧明之悲。载道争传，惟有口碑之颂。远近之被其休者何止百万计。而且毕露真诀，公之于世，匪特授恩于一时，并能遗泽于不朽。吾意《金镜》一挥，如日月之临流万家，毫不意其酬报；如辰星之照耀四方，莫可掩其光明。以视当世之庸医，偶窃人一成方，即持为诈钱之具，秘而不宣者，其相去何啻霄壤而径庭之耶？聊缀数语，以为之序。

直鲁豫巡阅使吴佩孚识

蒋示芬序

技不在大小，苟诣其极，则可几于神；术无论新旧，苟几于神，则必其垂世。万事万物，至繁赜也。自庸常视之，浑浑穆穆，莫可端倪。其来也无自，其去也无迹。一若盲者扪烛而不视焉。然达者处此，乃以之觑造化，抉阴阳，开阖鸿蒙，梳剔混沌。大之涵天地而无外，细之破豪芒而有余，盖易易耳。尝读苏子瞻赠眼医王彦若诗，所谓“针头如麦芒，气出如车轴”，而亦信斯理为不诬。人之有两目，犹天地之有日月也。日月不能无消蚀显晦，目亦不能无疾痛灾眚也。后世嗜好日深，菁华寖薄，其疾亦层出百变而不穷生。今之世其有赖于此中之良医者固不鲜。以予所知，有刘君耀先。耀先之医目，具详其书，不复赘，独其于内障一术，运一发之金，入昏眵之窍，笑谈间而顿开天日，重现摩尼，使瞽者不瞽，暗者不暗，若一吷然。虽棘端刺猴，风斤运鼻，殆无以喻其巧，庸讵非技进乎道而术几于神欤？慨自海邦学说东渐以还，九流百家，攘袂蜂起，如饮狂泉。举凡一事一物，靡不以斗异标新为尚。一夫更弦，万夫合唱。朝倡一说，夕劫千人。不第饮食日用之微，沉溺不返，即性命之托，而亦竞趋新异，狃为故常。东人西士，骈比于门。卒之针灸甫投，生机立断；药资百镒，一眇难明，而犹龂龂焉，以吾国方书，悉不足道，毋亦白腐鼠而吓鹓雏，摈太牢而耆昌歜耶？赖有刘君破群盲，激颓靡，吾国岐黄不朽矣。斯殆苏子所谓吾于五轮中荡荡见空曲者乎？序其书所以为来日告也。

赐进士出身、诰授资政大夫、赏戴花翎、钦加二品衔两广盐运使司监察御使翰林院监试湖北提督学政乙未科戊戌科会试内帘监试甲午湖南乡试副考官蠡吾蒋式芬序

宣统三年岁次辛亥正月书

自序

自盘古开辟以来，人民头生毛角，体健少病，患病者惟待自愈。冬居穴，夏栖巢，饮血茹毛，钻燧取火以避毒兽。后出三圣贤，世界方有定位。伏羲氏知天而画八卦，分星辰、日月、年岁、历数。神农氏知地以定九州，分山川、田土、河海、江湖之名，尝百草而辨药性，预疗疾病。黄帝知人始定五伦大道，君臣、父子、夫妇、兄弟、朋友，礼乐衣冠之制，三纲五常之别，著《内经素问》以救生民之病，为医书之宗旨。后张仲景知冬月之严寒，著《伤寒论》；刘守真识春温、夏热之症，著《温疫辨》。仲景倡论于前，守真补遗于后。李东垣治内伤，扶脾补气为主；朱丹溪疗阴虚，亦名内伤，以滋阴补肾为本为四大家医宗之纲领准绳。现时医书数百家，各倚其性，所作或偏于补、偏于泻，或偏于寒、或偏于热，得其中者鲜矣。

惟眼科一书，《灵枢》、《素问》述其大略。自汉华元化，始有正宗。孙真人思邈著《银海精微》，绘图标证，无内障之治，亦非全书。《眼科百问》一书，罔作罔论，毫无可凭。顾养吾《银海指南》，论六欲七情，兼夹他症，其理甚详，其文甚佳。其方偏滋补，恶攻下，惟开导一法决不能用。其理太专，肄斯业者，宜慎思明辨，不可专指一书为真诀，误人多矣。龙木禅师作《龙木论》，金针拨内障十六症，应手取效，拨云睹日、扫霾见天之功，出乎经络之外，诸书罕有，真济世之奇法也。傅氏《审视瑶函》一书，外障七十症、内障三十六症，句句明详，节节注清。经络轮廓，无不究本，搜源方脉，无不应效。真济世之宝鉴，开盲瞽之明镜也，可阅可读。

今世之眼医，谈论有文，笔下有方。经络轮廓，件件精熟。一见内障，瞪目吐舌，束手无策，强以六味汤滋阴补肾之剂，投之不效，宜八味汤又不效，仰天叹曰："宁治十盲瞽，不治一内障"。内障无经络可辨，无轮廓可分，极危险之症，有性命之关，非空拳射覆、隔靴搔痒者比也。宜慎思之，明辨之。

余幼读书，孔孟之道未明，诗赋之文未晓，遂留心习岐黄业，研古敲今。眼科妙理，略得几法。不揣浅陋，将内障诸症，编集一书，名曰《内障正宗》。使后业斯道者读之，豁心开胆，经络易明，内障易晓，有入手处也。未知说论是否，质诸高明，再删再补。是为序。

延年刘先生五十八岁肖像

生而颖异，夙有仙缘。孩稚卧病，授药得痊。神膏不朽，百代犹传。行路遇雨，雨止不前。五旬有余，气足神完。其人为谁？刘君延年。

同邑林泉居士郇东埜题

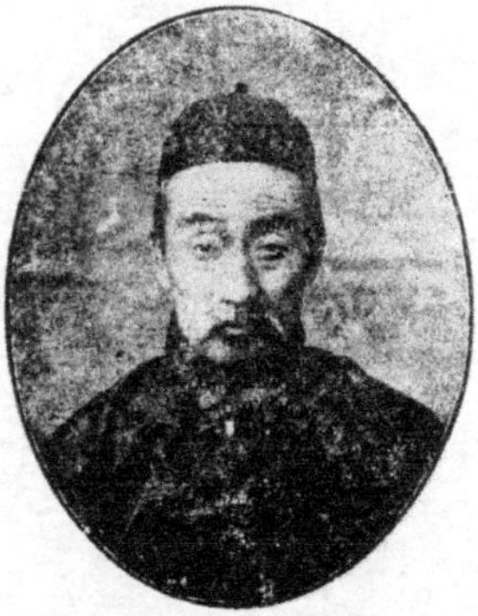

明朝显官，历代书香。少习医学，姓名远扬。门前车马日忙忙，男女盲者自不盲。此老热心长。分门别类，特著奇方。内障外障，尤善提倡。金针方下，立辨微芒。朝夕披览，何患技不良？孙思邈具此卓识，华元化是其人与！

同邑绍孟段承三敬题

景云刘先生小传

刘君耀先，字延年，世居保定清苑县东孙庄村。始祖讳思明，隐而未仕。二世祖讳知微，洪武礼部右侍郎，奉命使交阯，事竣遂陨其地。交阯君德之，具银棺送丧归，朝廷赐葬，祭礼极隆。三世祖讳谟，擢怀来卫知事。四世祖讳珍，气质异常，志行卓然，过目成诵，不以祈寒盛暑辍学。景泰癸酉科登大学，友天下士。成化戊子试诠司，拔取第一，授陕西凤翔府同知，满二任，擢贵州石阡府知府，三任汉中府知府。后裔隐而归农。刘君曾祖讳宗进，兄弟三人少贫。中年制地二十余顷，祖讳振图，邑庠生。父登鳌，慷慨好友，急人之难，仗义轻财，每以仁德在念。刘君同治三年甲子生人。孩童时卧地中寒湿，醒而遍体疼痛，足不能行，昼夜不安，请医调治不效。忽香案上有大红方膏药一张，取而贴之立愈。刘君祖素患腰腿疼，贴之亦愈。后贴数人皆愈，终不知此膏从何而来。后刘君妹病，步行省视，路途泥泞。一少妇迎头行走，刘君低头趋避。时大雨如注，在身后一二十步间，离妹村有六里遥，方才入门，大雨骤至，霎时院水盈尺，雨在身后，未及湿衣。

想少妇非凡人耶。刘君与仙有缘，特一度化耳，不然何雨止不前也？刘君少习岐黄业，就治者日盈门，无论贫富，施药施饮食，病愈一笑而去，决无忆念矣。五十三岁遇名师真传授先天大道。内功虽鲜，外功常常累存，行为如此，百年后定仙逝矣。予与刘君恒相往还，知之甚详，特述之。

辛酉荷月同邑吴和轩书

余本散人，素患眼疾。己未秋就医于延年，先生浃旬而愈。见先生自著眼科一书，因索而观之。此汪洋于言，分为五种，用针用药，因人而施，更因地而施。治内治外，俱有心得，而金针拨内障尤为空前绝后之一大法门，非于古大家医书中研究得法者，曷克臻此？此真救世之良方，眼科之宝筏也。恭请付梓以嘉惠后学焉。

沐恩弟秦焕文谨识

中华民国九年岁次　月

敬读先生之著述，知精于眼科者，实精于治内障也。先生饱学六经，业精医道。凡前代诸大家医书，莫不搜罗毕观之。穷源竟委，探索靡遗，因革从违，折衷一是。医之泥古方治今病者，为先生所不齿。更于眼科一门，加之意焉。读一切眼科书，细心研究，寝食俱忘，洞晰标本缓急，内外因，内外障之形症，五轮八廓，十二经络之部分。外障用汤剂，临症分东西南北，老幼贫富，随其居处，性质施治，清散得法，补泻咸宜。或用钩割去翳，针刺活血，日诊数十人，莫不著手成春，此治外障也。他人尚或及之。至于治内障，他人临症吞舌，束手无策，先生得龙木禅师金针拨内障法，拨云即刻，睹日，扫霾，立可见天。患症就治，盲然来即了然去者，指不胜屈。一时口碑载道，颂声遍遐迩。愚未悉眼科，闻秦西堂君得先生著述一卷，请观之。篇内将内外因内外障，形症一一分清，用药用割，用针治法，条条备载，另开后学一法门。不徒济当世，更期启后世。是先生之素志也。古语云良医功同良相，非斯人，其谁与归？是为序。

世弟　唐　焯拜撰

中华民国九年岁次　月　日

凡例

——《东医宝鉴》论眼内障即肝病，外障即肺病。非也！心、肝、脾、肺、肾五脏不平，皆能生内障，非独肝也。气、血、肉、风、水五轮，或外感六淫，或内伤七情，亦能受病，非独肺也。又论眼病无寒之说，风寒暑湿燥火六淫之邪，惟风寒二症伤人最重。试看小儿虚寒泻泄、胃寒不化，损目者不少，岂言眼无寒病？谬之者甚矣。皆著书之偏误，业斯道者，不可不察焉。

——古之先贤著书立案，按病用药。药有寒、热、温、凉之性，酸、苦、辛、咸、甘、淡之味，升、降、浮、沉之能，各依病症施方。假令一病当用寒药，或当用热药，当用升药，或当降药，却有定理，反掌生杀矣。顾养吾先生说论，发散攻下，概不可轻用。譬一人患风火眼病，不用发散，风从何去？不用攻下药，火从何出？遇是病则用是药，如阴虚火动失血诸症，岂有用发散之药乎？虚劳痼冷、脾寒滑泻，亦有用攻下之理乎？宜慎思之。

——瞳神散大，种类颇多。近世之医轻忽此症，不以为然，愈治愈散，百不救一。皆读书不专，未搜本究源之故。余遇危险之症，心加战栗，不敢轻慢，细心审察数十年之间，内障微蕴之理，略得七八。吾著此书，业斯道者读之，自有明论。

——《医宗金鉴》论内因七情即内障，外感六淫即外障，其理亦不甚详。譬思则气结，气结则不舒，郁遏于肝。肝经血脉受伤，故风轮多生陷翳，是内因而得外障病。或偶遇外感，头痛甚，致瞳神散大者，是外感而得内障病。非独外感即外障，内因即内障也。

——近世之人，执一成方，滥治疾病。自言神授之妙，千金不传之法，皆欺愚人之语。用古方疗今病，譬如拆旧料盖新房，不再经匠艺之手，其可用乎？每有用成方而效者，往往引以为例，蒙害者甚多。

——或言张仲景用药多辛热辛温，刘守真用药多辛凉，李东垣专升提，朱丹溪专滋阴，皆用药之偏癖。窃古之先贤疗病著书，依时务、按病情，用药却有定章。张仲景治冬月之严寒，用药多辛热。著《金匮要略》，岂独辛温热者乎？刘守真医春温、夏热之症，用药多辛凉，如治严寒症亦用辛凉者乎？李东垣治脾虚下陷，如疗阴虚火动症，岂用升麻、柴胡乎？丹溪治肾亏宜滋补，如脾虚下陷症，定不用滋阴者乎？皆读书未明，非先贤误今人，是今人误先贤。

——书中所论古先贤圣讳用单立直线“|”以记之，古书名用双立直线“‖”。紧要精切处用密圈“○○○○”，次用密点“……”，句读用单圈“○”，其方用角尖“△△△△”，药味用单点“、、、”，所以明句，读阅者举目了然，而清眉目。

——治病必要明标本先后之治法，始可言医也。受病为本，见症为标。如痞积患眼，泄泻患眼，先治痞泻，是从本治，不从标治。如痘后生翳，或疹后生翳，先治其翳，是从标不从本治。《内经》云：急则治其标，缓则治其本。即此言也。

——古书论症颇多，有紧要之症未著者，有症未及详明者，今余接补之。

——书中之症有相仿者，有相同者，有相类者，有病同症异者，有症同病不同者，有病名同治法不同者。假如蟹睛症与黑翳如珠症，此相仿症也。有内枣花翳、外枣花翳，及内偃月、外偃月翳，此相同症也。有横翳症，有剑脊翳症，此相类症也。有胬肉攀睛症，奇经客邪亦名胬肉攀睛症，此名同治法异者也。肄斯业者，宜细心察阅，岂可以鱼目混珠哉！

——今世之医人，与古之医人大不相同。古之医人以病人之心为心，无论贫富贵贱，一视同仁友爱。今之医人，饰其外而不修其内，不以艺业为能，却以衣锦巧言为尊。论症经络不明，论方汤头不晓。强记几方，妄记几症，以巧言令色为根业。患病者富贵家一言，自备诊治，贫贱家苦求揖拜不诊。或营求上荐，接交贵客，此最优等之名医也。今人不及古人多矣！余一生好博施，有济众之心志，无济众之资财，专以医病济人。患病者每盈其门，或施针，或施方，或施药，或施饮食，病愈者一笑而去，永无忆念矣！

——先贤著书，按症立方，有效者，有不效者。盖天地之气随时变化，人之病症亦随时变化，古方故有不效者，余今依时务删补之。

——顾养吾批论龙木禅师金针拨内障之术，系后人伪作。余今将金针所拨之病症，某症录于某条之下，以证后人之疑也。

目录

目录

① 原目录此下有“不能视上视下症/补中益气汤/助阳和血汤/视色不定症/开郁枳壳饮”。正文“不能视上视下症”在“金针论”之前。“视色不定症”在“暴盲症”前。

刘氏眼科金镜卷之一 内障正宗

直隶清苑　刘耀先延年　辑著
侄男　刘鹤江
侄　刘鹤龄年松　参阅

五轮辨论

《灵枢》曰：五脏六腑之精气皆上注于目而为精，精之窠为眼，【窠音科。穴中曰窠，树上曰巢。】骨肾之精为瞳子，筋肝之精为黑眼，血心之精为络窠，气肺之精为白眼，肌肉脾之精为约束。筋、骨、血、气之精而与脉系，上属于脑，后出于项中。邪并于耳，因逢其身之虚，邪气乘隙而中其精。中其精则精散，精散则视歧，视歧见一为二也。目者，五脏六腑之精也，荣卫者，魂魄之所常营也，神气之生也。故神劳则魂魄散，志意乱。是故瞳神黑眼法阴，白睛赤脉法于阳，故阴阳合传而为睛明也。目者心之使也，心者神之舍也，故神精乱而不转，卒然见非常处，精神魂魄散不相得，故曰惑也。

是以五脏六腑、十二经脉、三百六十五络，其血气皆禀受于脾土，上贯于目而为明。故脾虚则五脏之精气皆失所使，不能归明于目矣。

左目五轮之图

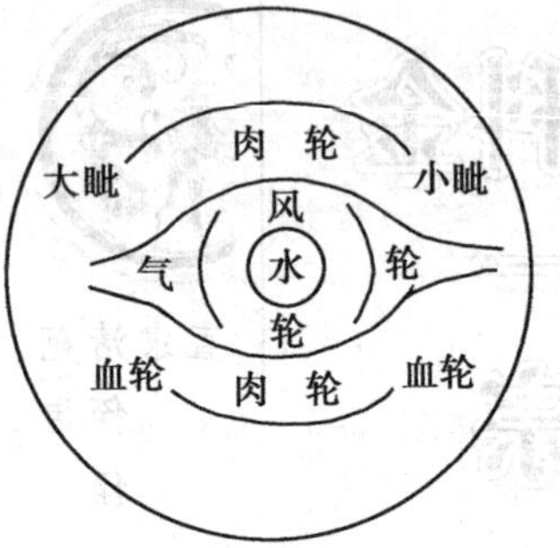

图1　左目五轮之图

白睛属肺，黑睛属肝，上下睑属脾，大小眦属心，瞳仁属肾。

右目五轮之图

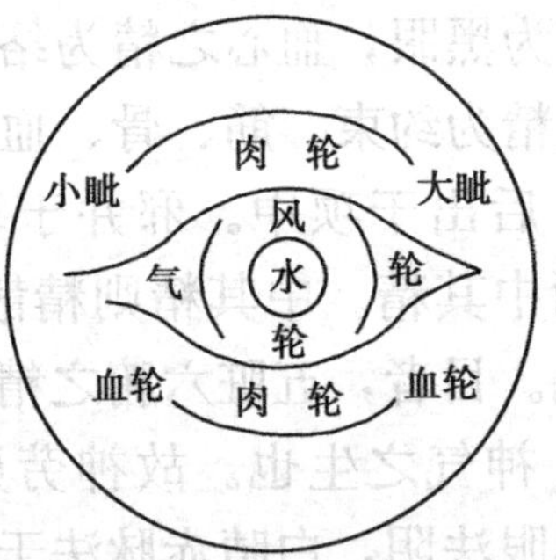

图2　右目五轮之图

肺之精为气轮，肝之精为风轮，脾之精为肉轮，心之精为血轮，肾之精为水轮。

——气轮：病因凌寒冒暑，受饮寒浆，肌体虚疏，寒邪入内。其候或痛或昏，传在白睛，筋多赤肿，睹日如隔雾，看物似生烟。日久不治，变成白膜，黑暗难开。

——风轮：病因喜怒不常，作劳用心，昼视远物，夜读细字。其候眦头尤涩，睛内偏疼，视物不明，胞弦紧急。宜去风药。

——肉轮：病因多食热物，好吃五辛，远道奔驰，食饱耽眠，风积痰壅。其候睛胞赤肿，昏蒙多泪，倒睫涩痛，瘀血侵睛。宜疏醒脾药。

——血轮：病因七情烦劳，内动于心，外攻于目。其候赤脉缠眦，白膜侵睛，胞肿难开，昏涩日久，不治失明。宜洗心凉血药。

——水轮：病因劳役过度，嗜欲无厌，又伤七情，加之多餐酒面、好啖咸辛，因动肾经，通于黑水。其候冷泪常流于面上，飞蝇相趋于睛前，积聚风虚，或涩或痒，结成翳障，常多昏暗。宜补肾药。

八 廓 论

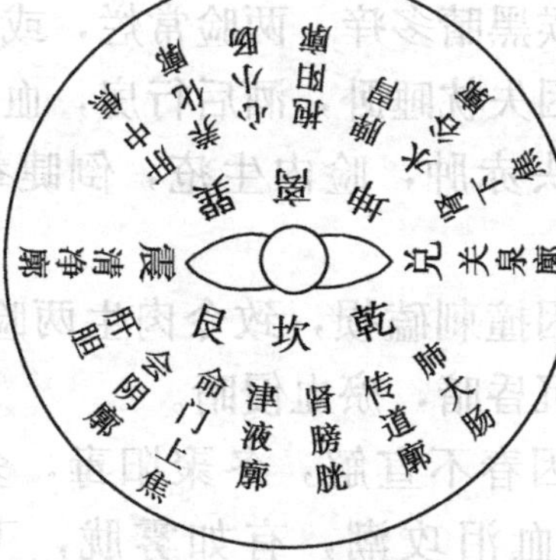

图3　八廓之图

天廓：肺、大肠。传道。

地廓：脾、胃。水谷。

火廓：心、命门。抱阳。

水廓：肾。会阳。

风廓：肝。养化。

雷廓；小肠。关泉。

山廓：胆。清净。

泽廓：膀胱。津液。

天廓：病因云中射雁，月下看书，多食腥膻，侵冒寒暑。其候视物生烟，眦痛难开，不能辨认。

地廓：病因湿渍头上，冷灌睛眸。其候眼弦紧，瘀血生疮。

火廓：病因心神恐怖，赤脉侵眦，血灌瞳神。其候睑头红肿，睛内偏疼，热泪如倾。

水廓：病因努力争斗，击棒开弓，骤骑强力生病。其候常多昏暗，睛弦泪多。

风廓：病因枕边窗穴有风，不能遮闭，坐卧当之，脑中风邪。其候黑睛多痒，两睑常烂，或昏多泪。

雷廓：病因失枕睡卧，酒后行房，血脉满溢，风邪内聚。其候眦头赤肿，睑内生疮，倒睫拳毛，遮睛胬肉。

山廓：病因撞刺磕损，致令肉生两睑，翳闭双睛。若不早治，永沉昏暗，瘀血侵睛。

泽廓：病因春不宣解，冬聚阳毒，多餐热物，致令脑脂凝聚，血泪攻潮，有如雾胧，飞蜂、黑花常见。

目病之源

目病之起，因内伤七情，喜怒忧思悲恐惊之伤也；外感有六淫，风寒暑湿燥火六气之伤也。

七情者，过喜伤心，过怒伤肝，过思伤脾，过忧伤肺，过悲伤心包络，过恐伤肾，过惊伤胆。七情之过者，脏腑必损，惟怒、思二字伤者最多。凡男子多怒，怒气伤肝，肝为血海，又为藏血之所，怒则气上，相火随之，侵淫目系而为障翳，目病之肇端也。女子多思，思则伤脾，脾为诸阴之首，目者血脉之宗，脾损则游溢精血不能归明于目矣。况思之过者则气结，气结则血聚，血聚则经络郁，经络郁不能统精血上荣输纳，目病即生焉。

六淫者，风寒暑湿燥火，惟风寒伤人最重。风是四时八方之气，常以冬至日自坎而起，候其八方之风，从其乡来者长养万物，不从其乡来者为虚邪贼风，长害万物。体实者内腠密，虽有大风苛毒，弗之能害；体虚者中之伤之。伤之浅者，当时未必即发，重感外邪，病遂作焉。或其人素有痰火，壅遏脏腑之内，则风邪束于肌表之外，然所谓风乘火势，火借风威，风火互相鼓煽也。其为病状，或旋胪泛起症，或蟹睛突出眶症，或胬肉攀睛症。

冬气严寒，万类潜藏，君子固密则不伤于寒。一有不谨，表虚不固而犯寒邪，则杀厉之毒乘于肌体，即时发者名正伤寒，伏而不发者，至春感风变为温病，至夏感暑邪变为热病。变态不测，殊为可虞，治之或差，反掌生杀。风寒二气卒中人，曰中风、中寒，潜伤曰伤风、伤寒，轻为感冒。中风、中寒号为大病，详注《伤寒论》中风门。目病风寒多于感冒。一或心肝有热，内腠不密，感风感寒，寒热相击，目病遂发焉。其为病状，暴赤症，胞肿症，赤膜下垂症，玉翳浮满症，酸涩症，目为针刺症等症不一。然六气生之者天也，召之者人也。生之弗召，莫能为害。圣贤以守身为本，身之精血有限，人之斲丧无穷，耽酒好色，不知禁戒，劳瞻竭视，不能养息，五味四气、六淫七情不节之所致也。先贤保之有方，守之有道，缄光内视，清心塞听，以养天真，则存德养身，不但目之无病，而寿亦延纪矣。

陈无择曰：目病有三因，喜怒不节，忧思兼并，以致脏腑气不平，郁而生涎，随气上厥，乘脑之虚浸淫目系，阴注于目。轻则昏涩，重则障翳，眵泪胬肉，白膜遮睛。皆内因。如数冒风寒，不避暑湿，邪中于项，乘虚循系以入于脑，侵淫于目而生眼疾者。皆外因。若嗜欲无节，饮食不时，频食五辛，过啖炙煿，驰骋田猎，冒涉烟尘，劳动外情，皆丧明之具。此内外因。

南北不同论

南方、北方各有所异，治病不同。浙绍以南，天暖地温，人民禀赋太弱，脾胃羸败，食米不能食麦，凡质味厚者不能消化，川军、芒硝之类畏之如砒霜。北蒙人体健，耐寒恶热，性悍勇猛，食生冷少病。

富贵、贫贱不同。富贵者其性多骄，衣锦室暖，多劳心劳肾，以致体弱，气血亏损。贫贱者其身多劳，其气壮，其血充，精固神足。《内经》云：气血充盈，百邪外御，病安从来！气血虚损，诸病辐凑，百病丛生，此天然之理也。目病虽多，不外风寒虚实之候，治亦不离清散补泻之法。补不可过用参、术以助其火，惟用清和滋润之类；泻不可过用硝、黄、龙胆草之类以凝其血，惟用发散消滞之类。今人治目，往往非大补则骤用大寒，多致受伤。治目毋投寒凉，固是要法，又当省其致病之源以治之。如贪酒者，徐徐戒其酒；好色者，缓缓戒其色；暴怒者，巽言戒其暴怒，不戒则难愈也。寒热温凉之间，又宜谅人。年岁有老少，身体有强弱，受病有轻重，岁月有远近，不可执泥概治。举一隅不知三隅反，何可言医也！

钩割论

夫钩割针烙之法，不可勿用。顾养吾曰：钩割伤血，针法伤气，决不能用。其言太直，其理太专。割者割去病也，针者舒其经、活其血，即刻有效。金针拨内障，拨云睹日、扫霾见天，当时之功。鸡冠蚬肉症、鱼子石榴症、胞生痰核症、奇经客邪症，上数症服药不效，点洗无功，开导即愈。目虽贵于血，亦有血瘀血壅塞之症。若不开导，变生他症。经云：瘀血不去，新血不生。开导之后，服养血之剂以和之。又云：急则治其标，缓则治其本。标既不能去，本岂能独立乎？予常所疗目疾，每日不下一二十余人，开导者屡屡皆有，钩割不愈者百无一二。譬如是地生木根，若不伐枝，焉能剪除？有一种愚医，经络不明，症候不晓，妄记几方，滥治人疾。见人钩割，自以为易，并不知虚实寒热形症部分。盲医瞎治，妄加痛楚于人，此等乱为，定遭天谴，必为子孙殃。

傅仁宇将经络虚实当割之部位，一一分清，为后学者规矩准绳，庶无妄治之愆，或于阴功有小补云。如当割者，气、血、肉三轮而已。大眦一块护眼肉乃血之英、心之华，决不可误割，割则目盲。心神在此，血伤必死。有割伤因而惹风，及元气虚弱之人烦躁，湿盛者必为溃烂眦满。而目病在风水二轮，误割之则珠破而目损。乌珠有恶障厚蔽者，亦以浅浅割外边赤丝瘀肉。其内贴珠障翳，只宜缓缓点药、服药，耐心治之，久而自消，不可性急而取快也。若割风毒瘀血，当以活血，不可拘于一定。必须师傅亲授，临症亲见，非笔下可凭也。大抵钩割针烙之治，取效最速。虽有拨乱反正之功，乃乘乱救危之法，亦不得已而用，全在心细胆大，必症候明而部分当，又兼服药内治，方为两尽其美。若只治外症而不治内症，虽有今日之功，恐为后日之害也。业斯道者，慎毋忽焉！

贤愚辨论

夫眼乃人之至宝，五脏六腑之精华，十二经络无所不至，归明于目矣。七情不伤，六淫不侵，天真自保，则存德修身，何病之有哉？一有不谨四气五味，不禁六欲七情，不节耽酒好色，嗜欲无穷，风沙烟障不避，劳瞻竭视不养，目病遂生焉，宜速治疗。倘或庸医治之稍差，丧明即至，悔怅无由。夫请医之道，以细心询访，不可轻忽。有一等猛夫，强记几方，针法强记几穴，经络不明，脏腑不懂，罔自称强，人生我熟，人愚我明，临症虚实寒热不辨，惟以黄连汤、承气汤、菊花明目散、洗心汤、洗肝散治之。此等悍猛，不窥性命之源，设开口言医，何怪乎？岂以人为试乎？取罪冥府，必有恶报，殃及子孙，慎之。

岐伯曰：且夫医家之道，贵能明理，必视其人之性情，审其脉之轻重，然后下药以治之。无论病之深隐，皆一剂而效。若徒冒医者之名而不求其实，是杀人也，非医人也。如今之为医者，凡一视病，总是隔靴抓痒者，所以药之一去，病不四散，更加沉重。甚至药性大反，脉理大乖。如人染寒病，偏以湿疾治之；如人乃染湿疾，偏以痰疾治之。非不相似也，但未得病之本源，徒增劳苦耳。今人每每如是矣。可叹！可叹！只读得一二条脉诀，数十章汤头，便诩诩然自鸣得意。呜呼！彼因贸贸者也，独不知误伤人命几千万落矣。多谓死生有数，又谓先注死、后注生，是未明生死之道也。人生固有一定之理，死无一定之例。如狂死类中，除自经非命等外，半为医之害也，药之杀也。故曰：人之学医，要为我一身以福子孙，莫使我一身以害子孙。又曰：医为庸医，子孙皆庸人也。噫！天地无私，善恶甚明，报应不爽耳！可不畏欤！吾愿斯世之为医者，体而行之，勿坠于蒙蔽也可。

此文出自宁郡孤忠坛乩笔。咸丰六年二月初十日辰时降。

内外障辨论

夫世之最贵者，莫贵于人；人之最贵者，莫贵于目。眼目为人之真宝，如天有日月而不可掩者也。人有两目而不可遮者也。

人不幸而内伤七情、外感六淫，以生内外障翳，内障有内障之形，外障有外障之形。外障者，翳从眼光之外现，然易见目赤肿痛症、玉翳浮满症、膜入水轮症、暴赤生翳症、血贯瞳神症、蟹睛症、黑翳如珠症、赤膜下垂症、黄膜上冲症、胬肉攀睛症、旋胪泛起症、睛突出眶症、眦围赤烂症、花翳白陷症、胞肿如桃症、肿胀如杯症、暴风客热症、两睑粘睛症、撞刺生翳症、胞生痰核症，不能一一尽述，说其大概而已。读者诚能熟习病症，各得其情，用药有效矣。

内障者，翳在眼光之内，外无病形。内障之起，不疼不痒，不红不肿，眼前见花飞者，有蛛悬者，视日如隔雾者，看物如生烟者，渐渐病生，如无病状。医者不可轻视，宜慎思明辨，以免不用刃而杀人。如圆翳症、浮翳症、冰翳症、滑翳症、沉翳散翳花翳症、剑脊翳症、黑水凝翳症、惊翳症、五风不足症、五风有余症。瞳神倚侧、瞳神下垂最险者，瞳子散大、瞳子缩小急危症也，缓则不能救。须当一一分辨明白，自以施治也。

脉　证　论

夫脉者治病之本。王叔和著《脉诀》而烛病源。人之受病不一，脉之大小各异，医者不可不察焉。有人形壮体肥，六脉细小濡微者。有人形弱体惫，六脉洪大有力者。有人脉素沉者，有人脉素浮者。有阴症见阳脉者，阳症见阴脉者。有从症治不从脉治者。有脉反关在手背者。脉证种种不同，宜细心诊察，不可粗心轻忽，有性命之关。余素经验确实，方可著于书。

左寸属心，与小肠相表里；左关属肝，与胆相表里；左尺属肾，与膀胱相表里。

右寸属肺，与大肠相表里；右关属脾，与胃相表里；右尺属命门，与三焦相表里。

四季之平脉，春弦、夏洪、秋毛、冬石。五脏之平脉，左寸之心，浮大而散；右寸之肺，浮涩而短。肝在左关，沉而弦长；肾在左尺，沉石而濡；右关脾脉，和而且缓；右尺相火，与心同断。左寸心脉，见洪大有力，乃邪乘心，清凉可解，宜洗心汤。或脉见细小弱，乃心血不足，养血安神，补心丹之类。左关肝脉，弦数有力，宜平肝清火，洗肝散之类。脉见沉迟濡微，养肝顺气，补肝散之类。尺脉数大，肾热宜八正散；见濡细脉者，宜六味丸、肾气丸之类。右寸肺脉，浮洪有力，宜清肺散、除风汤；见迟缓者，阿胶理肺汤。右关脾脉洪数，宜承气汤；或见沉细，补中益气汤。尺脉弱，桂附引火归元，附子理中汤之类；或脉大数，知柏益阴汤之类。寸关尺六脉所属部位表明，七表、八里、九道、二十四宗脉，不可不察。宜详察《脉诀》。

古之先贤以望、闻、问、切察病之虚实，岂可专恃于脉也。望者，望气、望形、望色，望而知之谓之神，《脉诀》有色诊。闻者，闻声音、闻气息，闻而知之谓之圣。问者，问受病之源，问受病之形状，问而知之谓之工。切者，切脉之浮沉迟数，表里阴阳，切而知之谓之巧。神圣莫舍望闻问切。今世之庸医，经络脏腑不明，望闻问不晓，惟凭切脉治病。目病有外障、内障之症，障翳有厚有薄之分，不知以何脉诊取内障、外障之症耶？傅氏曰：假令一瞽目隐身于帷幔之中，舒其手于帷幔之外，其六脉未尝与不瞽者不相同也。切脉者从何脉辨知其为瞽耶？古圣贤亦未为易知，后庸夫岂能臻此之妙而知之耶？必猜度拟议之而用药，亦必猜度拟议之医者。必于诊脉之外，更加详视，始不至有误耳。

识病辨症详明金玉赋大全

论目之病各有其症，识症之法不可不详。故曰：症候不明，愚人失路；经络不明，盲瞽夜行。可不慎乎！凡观人眼目而无光华神色者，定是昏矇。男子必酒色劳役，女子气怒郁结，多因气血虚损，则目疾昏花因之而起。

故宜先察部分形色，次辨虚实阴阳。更别浮沉，当知滑涩，看形色之难易，详根脚之浅深。经云：阳盛阴者暴，阴盛阳者盲。虚则多泪而痒，实则多肿而痛。此乃大意然也。夫血化为真水，在脏腑而为津液，升于目而为膏汁。得之则真水足而光明，眼目无病；失之则邪火盛而昏矇，翳障即生。

是以肝胆亏弱目始病，脏腑火盛眼方疼。赤而且痛火邪实，赤昏不痛火邪虚。故肿痛涩而目红紫，邪气之实；不肿不痛而目微红，血气之虚。大眦赤者心之实，小眦赤者心之虚。眵多热结肺之实，眵多不结肺之虚。黑花茫茫肾气虚，冷泪纷纷肾精弱。赤膜侵睛火郁肝，白膜侵睛金凌木。迎风极痒肝之虚，迎风刺痛肝邪实。阳虚头风夜间暗，阴虚脑热早晨昏。日间痛者是阳邪，夜间痛者是阴毒。肺盛兮白膜肿起，肝盛兮风轮泛高。赤系缭乱火为殃，斑翳结成气为滞。气实则痛而躁闷，气虚则痛而恶寒。

风痰湿热，恐有瞳神散大丧明之患；耗神损肾，必主瞳神细小昏盲之殃。眸子低陷伤乎血，胞胪突出损乎精。左传右兮阳邪盛，右传左兮阴邪兴。湿热盛而目睛黄色，风热盛而眼沿赤烂。近视乃火少，远视因水虚。肺脾液损，倒睫拳毛；肝肾邪热，突起睛高。故睛突出眶者，火极气盛；筋牵胞动者，血气风多。阳盛阴虚，赤星满目；神劳精损，黑雾遮睛。水少血虚多痛涩，头眩眼转属阴虚。目昏流泪，色欲伤乎肾气；目出虚血，邪火郁在肝经。病后目昏，气血不足。小儿害眼，营卫之虚。久视伤睛成近视，因虚湿热变残风。色欲过多成内障，七情太伤定昏盲。暴躁者外多紫脉，虚淫者内多黑花。隐隐珠痛，只为精虚火动；绷绷皮急，皆因筋急气壅。

迎风泪出分清分浊，天行赤眼有实有虚。目赤痛而寒热似疟，小便涩乃热结膀胱。脑胀痛而涩痛如针刺，大便闭而火居脏腑。三焦火盛，口渴疮生；六腑火炎，舌干唇燥。目红似火，丝脉忌紫如虬；泪热如汤，浊水怕稠如眵。脑胀痛，此是极凶之症；连眶肿，莫言轻缓之火。脑筋如拽，若偏视，当虑乎珠翻之患；珠疼似击，若鹘眼，须忧乎眸突之凶。鼻塞生疮，热郁于脑，当和肝而泻肺；耳鸣头晕，火盛于水，宜滋肾清心。嗜酒之人，湿热熏蒸精气浊，多赤黄而瘀肉；贪淫之辈，血少精虚气血亏，每黑暗以昏朦。

孕中目痛非有余，乃血气之亏耗；痊后目疾为不足，因营卫之衰虚。水少元虚或痰火，则天行赤眼；燥急风热并劳苦，则暴风客热。瘀血滞而贯睛，速以开动；血紫赤而浸瞳，轻亦丧明。睑硬睛疼，肝风热而肝血少；胞胀如杯，木克土而肝木盛。黄膜上冲，云生膜内，盖因火瘀邪实；赤膜下垂，火郁络中，故此血滞睛疼。凝脂翳生，肥浮嫩而易长，名为热郁肝胆；花翳白陷，火烁络而中低，号为金来克木。鸡冠蚬肉，脾土燥瘀；鱼子石榴，血少凝滞。胞浮如珠，血不足而虚火壅；皮急紧小，膏血耗而筋膜缩。实热生疮，心火炽而有瘀滞；血风赤烂，肝火盛而多泪湿。迎风冷热泪流，肝肾虚而精血弱；无时冷热泪下，肝胆衰而肾气弱。大小眦漏血水，泻其南而补其北；白轮丝膜红黄，红则热而黄则湿。神水将枯，火逼蒸而神膏竭；睛光外越，孤阳飞而精气亏。视定忽动，水虚火盛来攻击；皮翻粘睑，气聚血壅风湿滞；色似胭脂，血热妄侵因嗽起。白睛赤丝肺火盛，肝邪蒸逼气轮蓝。火郁风轮则旋胪泛起，血瘀火炽则旋胪尖生。

精虚血少虚损则起坐生花，竭视酒色思虑则昏朦干涩。暴盲似祟，痰火思虑并头风；赤痛如邪，肝肾亏损营卫弱。枣花障起，痰火酒色怒劳瞻；萤星满目，辛燥火痰劳酒色。眼若虫行，因酒欲悲思惊恐怒所伤；云雾移睛，见旗旌蝇蛇异形，虚所致。淫欲多而邪气侵，则膜入乎水轮；肝心热而痛流泪，则睛出乎眶外。或血少、或哭泣，津液枯而目涩痛；或酒欲、或食毒，脾肾伤而眼赤黄。风热邪侵，眉棱骨重而痛；风热邪盛，眼胞睛眶硬肿。风木克乎脾络，故迎风即作赤烂；血虚不润肌肉，故无风常作烂赤。血少神劳精气衰，则瞻视昏渺；火邪有余在心经，则痛如针刺。五脏毒而赤膜遮睛，脾积毒而胬肉侵目。水晶障翳瘀滞，寒凉片脑所因；鱼鳞形异歪斜，气结膏凝难愈。逆顺生翳，内有瘀滞；白星乱飞，血弱精虚。火胀大头，须分风与热；胀痛而热，以辨燥与湿。

怕热羞明，要辨虚实。实火燥而虚血少；怕热涩痛知脾实，羞明不痛是脾虚。目昏乃血少，肾亏多昏暗。积年目赤号风热，两目赤肿名风毒。粟疮湿热椒风热，椒疮红硬粟黄软。肝经有邪故玉翳浮睛，肾脏风热亦羞明生花。

聚开之障，时圆缺而时隐见，症因于痰饮湿热；聚星之障，或围聚而或连络，疾发于醇酒厚味。青眼膏损皆因火炽，瘀血贯睛总有凝滞。故房欲烦躁辛热多，则火炙神膏缺损；久视劳瞻郁风烟，则瘀滞赤丝脉乱。

胎风兮小儿赤烂，胎毒兮小儿斑疮。血气滞兮晕睛上，火邪实兮障遮瞳。痘症损目，浊气来损清和之气；疳病亦伤睛，生源而失化养之源。小儿青盲肝血虚，小儿白膜肺气热。小儿雀目肝不足，小儿目疮胎污秽。

青盲内障肝风炽，二目赤肿脑热冲。老幼同发天行邪，时常害眼心火盛。痰火并燥热伤睛之本，头风用艾灸损目之宗。为怒伤睛，怒伤真气；因哭损目，哭损神膏。酸辣食多损目，火烟冒久伤瞳。劳瞻竭视能致病而损光华，过虑多思因乱真而伤神志。

目片障色不正，急宜速治；眼内神水将枯，速图早医。原夫目之害者起于微，睛之损者由于渐。欲无大患，防制其微。大抵红障凹凸，怕如血积肉堆；白障难除，喜似水清脂嫩。瞳神亏损，有药难医；轮廓破伤，无方可救。外障珠不损，何必多忧？内障瞳虽在，其实可畏。勿以障薄而为喜，勿以翳厚而为忧。与其薄而沉坚，不若厚而浮嫩。红者畏紫筋如线，白者畏光滑如瓷。故沉涩光滑者，医必难愈；轻浮脆嫩者，治必易除。颜色不正，详经络之合病并病；形状稀奇，别轮廓之或克或生。翳有正形，风无定体。血实亦痛，血虚亦痛，须当细辨；病来亦痒，病去亦痒，决要参详。

识经络之通塞，辨形势之进退。当补当泻，或止或行。内王外霸，既了然于胸中；攻守当却，其无误于指下。知病症之虚实阴阳，熟药性之温凉寒热。症的治当，百发百中。惟宜药代刀针，未可轻为切割。妙道更入乎神化，关节于滋而备陈。且当熟读而深详，宜潜思而博览，则症之微甚，皆为子识；目之安危，尽系于君矣。名曰散金碎玉，不亦宜乎！

《金玉赋》不知何许人所著。其赋乃眼科书中之宝鉴，诚入门之明径也。真其言如金如玉，故名之曰《金玉赋》。肄斯业者以熟习熟读，以需不时临症之用。其中句读、字音多有差讹者，必后人翻版、抄录；字句丢遗者，读之不能成文，因斯人不肯习用。余今删补，点成句读，使后学易读易记而习焉。

内障症治

大凡治眼，先讲内障。内障之症，危险者最多，缓则不救。内障之起，不痛不痒，不红不肿，惟觉昏朦，有眼前见花飞者，有蛛悬者，有蝇飞者，有眉骨胀痛者，有视日如隔雾、看物如生烟，犹在云雾中行者。初起屡发屡止，渐渐目昏，久则不能睹物矣。其源皆由忧思伤脾，脾伤则气结不舒，久则生热生火。或加怒动肝火，怒则气上，火郁脏腑不发，久则氤氲之气上升，随目系入睛中，如烟如雾，渐渐病增。亦有湿热郁积，蒸烁脑脂下垂，流入珠内，遮蔽瞳神之光。有禀受素弱，元气不固，虚热上腾，致脑脂流下作翳者，此弱阴病也。

有翳从上而下者，足太阳之邪；从下而上者，足厥阴之邪。从内走外手少阴，从外走内足少阳。凡内障发病，多有从四经络而起者，四经受病不一，发病变别不测，有变圆翳症者，变浮翳者，变沉翳者。变某经，按某经之治法；变某症，按某症之治法。治某经、某症，必要明某经、某症之标本、经络、缓急，而能治人之疾乎！

病间有标本、生克制化，变通之理，不可不知。经络缓急、身体强弱，不可不辨。在气在血，补泻顺逆，攻守反正，自病传病，合病并病，自当一一分清。不可执泥概治，是为良医。

楼全善曰：内障先患一目，次第相引，两目俱损，皆有翳在黑珠，内遮瞳子而然也。今详通黑睛之脉者，目系也，目系属足厥阴、足太阳、手少阳三经。盖此三经脏腑之虚，则邪乘虚入经中郁结，从目系入黑珠，内为障翳。《龙木论》所谓脑脂流下作翳者，即足太阳之邪也；所谓肝气上冲成翳者，即足厥阴之邪也。治法以针言之，当取三经之腧穴，如天柱、风府、太冲、通天等穴是也。其有手巧心审谛者，能用金针于黑眼里拨其翳，为效尤捷也。以药言之，则当补中疏通此三经之郁结，使邪不入目系而愈。

傅氏曰：余深思眼乃五脏六腑精华，上注于目而为光明，如屋之天窗也。皆从肝胆发源，内有脉道孔窍，上通于目而为光明，如地中泉脉流通。一有瘀塞，则水不通矣。夫目属肝，肝主怒，怒则痰动火生，痰火阻隔肝胆脉道，则通光之窍遂蔽。是以二目昏朦，如烟如雾。目一昏花，愈生郁闷。故云：久病生郁，久郁生病。今之治者不达此理，俱执一偏之论，惟言肝肾之虚，止以补肝、补肾之剂投之，其肝胆脉道之邪气一得其补，愈补愈蔽致目昏。药之无效，良由通光之脉道瘀塞耳。余故譬之井泉，脉道塞而水不流，同一理也。如执定以为肝肾之虚，余思虚再无甚于劳瘵者，人虽将危，亦能辨察秋毫。由此推之，因知肝肾无邪，则目决不病。专是科者，必究其肝肾果无邪而虚耶，则以补剂投之。倘正气虚而邪气有余，必先驱其邪气，而后补其正气，斯无助邪害正之弊。

《解精微论》曰：心者五脏之专精，目者其窍也。又为肝之窍。肾主骨，骨之精为神水。故肝木不平，内挟心火，为势妄行，火炎不制，神水受伤，上为内障，此五脏病也。劳役过多，心不行事，相火代之。

《五脏生成论》曰：诸脉皆属于目。相火者，心包络也，主百脉上荣于目，火盛则百脉沸腾，上为内障，此虚阳病也。膀胱、小肠、三焦、胆脉俱循于目，其精气亦皆上注而为目之睛，睛之窠为眼。四腑一衰则精尽败，邪火乘之，上为内障，此六腑病也。

黑水神珠皆法于阴，白眼赤脉皆法于阳。阴齐阳侔，故能为视。阴微不立，阳盛即淫。

《阴阳应象大论》曰：壮火食气，少火生气。上为内障，此弱阴病也。内障受病属心肝肾三经者居多，翳皆在黑睛。然通黑睛之脉者目系也，而目系则属足厥阴、足太阳、手少阴三经。因三经之虚邪，从目系入黑睛内为障翳，故内障属心肝肾三经也。

其症每先患一眼，渐及二眼，皆黑睛内有隐隐青白翳，遮瞳神，不痛不痒，无泪无眵，如薄雾，如轻烟，为白色，或为金色，或为淡绿色，或见五色，日渐月增，此内障之肇端也。

治在肝者，必由血少神劳，宜养肝汤、生熟地黄丸。治在肾者，必由内伤肾水，宜益阴肾气丸、滋肾明目丸以治之。饮食不节，劳伤形体，脾胃不足，致生内障眼病，宜服人参补胃汤、益气聪明汤、复明汤。

楼又云：上四方，目昏不明，皆气虚未脱，故可与参芪补中，微加连、柏等。气既脱，则黄柏等凉剂不可施。经云：烦劳身张精绝，目盲不可以视，耳闭不可以听之类，是共其症也。

内障右眼小眦青白翳，大眦亦微现白翳，脑痛，瞳子散大，上热恶热，大便涩滞艰难，小便如常，遇热暖处，头疼睛胀，能食，口渴，或阴暗则昏。此症可服滋阴地黄丸。翳在大眦加升麻、葛根，翳在小眦加柴胡、羌活。

内障亦有初起时觉微昏，常见空中有黑花，神水淡绿色；次则视歧，睹一成二者，神水淡白色。可为冲和养胃汤、千金磁朱丸、石斛夜光丸、补肝散主之。有热者，泻热黄连汤主之，清热地黄汤主之。方见瞳神散大症。

小王村刘耀翁内夫人，年六十余，患内障眼不疼不痒，惟觉昏朦，见空中有黑白花在目前飞扬，日积月累，病渐加增。初则瞳仁淡白色，久则变纯白色，不能睹物，八载有余。时时忧闷，体瘦如柴。迎余视疗，系内障浮翳症，依金针之法拨去障翳，即刻睹物，清白分明，阖家欣喜。其子曰：吾高堂目愈，神妙不过如此，再造之恩，谨泐吾中，没齿不忘。现今八十有零，身体健壮，尚能作针工矣。

冲和养胃汤 治内障初起，视觉微昏，空中有黑花，神水淡绿色，次则淡白色，久则不睹，神水变纯白色。

白茯苓 柴胡 人参 甘草 归身酒洗。各一钱 白术二钱 升麻 葛根各一钱 白芍六分 羌活五分 黄芪一钱半 五味子 防风各五钱 黄芩一钱 黄连八分

上㕮剂，水三盅煎至二盅，入黄芩、黄连二钱再煎至一盅，去滓，食后温服。

上方因肝木不平，内挟心火，故以柴胡平肝，人参养心，黄连泻心火为君；酒制当归荣百脉，五味子敛百脉之沸腾，白芍顺血脉、散恶血为臣，白茯苓泻膀胱之湿，甘草补三焦，防风升胆之降为佐；阴阳皆总于脾胃，黄芪补脾胃，白术健脾胃，升麻、葛根行脾胃之经，黄芩退壮火为使。此方逆攻从顺、反异正宜俱备。

东垣泻热黄连汤 治眼暴发赤肿疼痛。

黄连酒制 黄芩酒制 龙胆草 生地各一钱半 升麻 柴胡各五分

上剉剂，水二盅煎至一盅，午时食前热服。午后服之则阳逆不行，临睡休服，反助阴也。

上方，治主、治客之剂也。治主者，升麻主脾胃，柴胡行肝经为君；生地黄凉血为臣，为阳明、太阴、厥阴经多血故也。治客者，黄连、黄芩皆疗湿热为佐；龙胆草专除眼中诸疾为使，为清湿热俱从外来为客也。

益气聪明汤 治老人劳伤虚损，耳鸣眼昏。久服无内障昏暗、耳鸣耳聋之证，又令精神爽快、饮食倍增、耳目聪明。

蔓荆子一钱半 人参 黄芪各五分 黄柏酒炒 白芍各一钱 甘草炙 升麻 葛根各四分

上剂水煎，去滓，临睡制好，五更服。

上方以黄芪、人参之甘温治虚劳为君；甘草之甘平承接和协，升麻之苦平微寒行手阳明、足阳明、足太阴之经为臣；葛根之甘平，蔓荆子之辛温，皆能升发为佐；芍药之酸微寒，补中顺血脉；黄柏之苦寒，治肾水膀胱之不足为使。酒制反炒者，热因热用也。或有热可渐加黄柏，春夏加之，盛暑倍加之，脾胃虚者去之。热倍此者，泻热黄连汤主之。

养肝丸 治肝虚血少，神劳精损。

当归 川芎 白芍 熟地 防风 楮实子 车前子 蕤仁各等分

共为细末，炼蜜为丸。

滋阴明目汤 治肝肾不足，虚火上升。

生地 熟地 川芎 当归 白芍各二钱半 人参 桔梗 栀子各二钱 白芷 黄连 菊花 蔓荆子 甘草各一钱

上㕮剂，水煎服。

生熟地黄丸 治肝血不足。

生地 熟地 玄参 石膏各等分

共研细末，炼蜜为丸，每服三钱，白水冲服。

益阴肾气丸 治色欲伤肾，真阴亏损致成内障。

生地 熟地各一两 山萸 山药 丹皮各五钱 柴胡三钱 归身 五味子各五钱 茯苓八钱 泽泻四钱①

上为末，炼蜜为丸，如桐子大。每服三十丸，白水送下。

滋阴地黄丸 治血少神劳肾虚，眼目昏暗，神水淡绿色、淡白色，眵多眊燥者并治。

当归酒洗 黄芩 熟地各半两 枳壳炒，三钱半 天门冬去心，焙 柴胡 五味子 甘草各三钱 生地酒制，一两半 黄连三钱 地骨皮 人参各二钱

① 归身……四钱：此4药原缺剂量，据《审视瑶函》同名方补。

上为细末，炼蜜为丸，如桐子大。每服百丸，食后茶汤送下，日进三服。

上方治主以缓，缓则治其本也。以黄连、黄芩苦寒，除邪气之盛为君；当归身辛温，生熟地黄甘苦寒养血凉血为臣；五味子味酸色黑体重，收神水之散大，人参、甘草、地骨皮、天门冬、枳壳苦甘寒，泻热补气为佐；柴胡引用为使。治亡血过多之病，有虚热者兼服当归养荣汤。

加味石斛夜光丸 治内障初起，视觉微昏，空中有黑花，神水变淡绿色，次则睹一成二，神水变淡白色，久则不睹，神水变纯白色，及有眵泪眊燥等症。

天门冬 麦门冬 人参 茯苓 熟地 生地各一两 牛膝酒浸 杏仁 枸杞子各七钱半 草决明八钱 川芎 犀角锉细末 白蒺藜 羚羊角锉细末 枳壳面炒 石斛各五钱 五味子 青葙子 甘草 防风 肉苁蓉 黄连各五钱 菊花 山药 菟丝子酒煮，各七钱

上为细末，炼蜜为丸，如桐子大。每服三五十丸，温酒、盐汤送下。

上方补益药也。补上治上利以缓，利以久，不利以速也。故君以天门冬、人参、菟丝子之通肾安神，强阴填精也；臣以五味子、麦冬、杏仁、枸杞子、牛膝、生熟地黄，敛气除湿、凉血补血也；佐以甘菊花、蒺藜、石斛、苁蓉、川芎、甘草、枳壳、山药、青葙子，疗风治虚、益气祛毒也；使以防风、黄连、草决明、羚羊角、犀角，散滞泻热、解结明目也。阴弱不能配阳之症，并宜服之，此从则顺治之法也。

复明汤 治气弱脾败，心神不足，阴虚火动，内障渐昏。

黄芪炙 当归身 柴胡 连翘 甘草 生地黄各一钱半 黄柏三分 川芎 苍术米泔水洗，炒 广陈皮各五分

上㕮剂，白水二盅煎至八分，去滓热服。忌酒面、辛热、酱料等物。

人参补胃汤 治劳役所伤，饮食不节，内障昏暗。

蔓荆子一钱二分 黄芪炙 人参各一钱 甘草炙，八分 白芍药炒 黄柏酒炒，各七分

上㕮剂，白水二盅煎至八分，去滓，食远温服。再服能令目明，视物如童子。若两足踏地不知高下，盖冬天多服升阳药故也。病减住服，候五七日再服此药，春间更相宜也。

千金磁朱丸见瞳神散大症

内障针穴开列于后

风府穴：在脑后入发一寸，哑门上五分。

天柱穴：在侠项发际，太阳经。针五分。

通天穴：在督脉旁一寸半，入发四寸。针三分。

太冲穴：在足大指后二寸。针三分。

瞳神散大症

夫瞳神散大者，乃脏腑久郁，热邪攻击之故，致令肝肾所蕴精汁亏耗，不能滋养目中神膏，精液走散而光华失，水中伏隐之火发矣。水不足不能制火，火愈胜阴精愈亏，致清纯太和之元气总皆乘乱，精液随之而走散

矣。散大症种类不一。有头风痛攻散大者；有伤寒瘟疫愈后，热留经络不发而散者；有火邪伏于肝肾二经而散者；有怒气伤肝而散者；有肝肾两亏，阴虚火动而散者；有妇人经产后，血热郁蒸而散者；有痰火散者。初得时不痛不痒，只见烟雾。痰作时发，痰止时止。轻则月余而发，重则数日而发。不急治，神膏损坏，不能收敛矣。治法宜先理痰，后收瞳。理痰，礞石滚痰丸。收瞳，五味子四物汤。

头风散大者，乃肝燥血热，自内生风。非风寒暑湿燥火六气之风。其症之发，头痛如破，疼极撞墙，朝发夕损，夕发朝损。三五时辰，瞳神浅淡色，或淡绿色，或淡白色，或纯白、纯绿色，不能治疗。初起急宜羌活退翳散风，散药不可过用。屡屡见患头风散大者，医谓伤风头疼用发散一剂，神膏损坏，不能救矣。

瞳神散大有兼生内障者，治于收瞳神药中加内障药治之。其症最难疗，十不救一二。

按：肾主骨，骨之精为瞳神。瞳神散大者，因肾水虚骨枯，而心包络之火得以乘之也。治法宜苦、宜酸、宜凉，大忌辛热之物，宜除气热、凉血、益血，以收耗散之气。宜滋阴地黄丸，清热地黄汤最妙。

傅氏曰：瞳神散大，风轮反窄。甚则一周如线。乃热邪郁蒸，风湿攻击，以致神膏游走散坏。若初起即收可复，缓则气定膏损，则不复收敛矣。

《阴阳应象大论》曰：足厥阴肝主目，在志为怒。怒甚伤肝，伤脾胃，伤脾胃则气不聚，伤肝则神水散。何则？神水亦随气聚也。其病状，无眵泪痛痒、羞明紧涩之症。初但觉目昏，如雾露中行，渐睹空中有黑花，又睹一物成二体，久则光不收，遂为废疾。初渐之次，宜千金磁朱丸主之，镇坠药也。石斛夜光丸，补益药也。益阴肾气丸，壮水药也。有热者，滋阴地黄丸主之。此病最难治疗，服上药必要积以岁月，必要无饥饿劳役，必要驱七情五贼，必要德性纯粹，庶几易效，不然必废，则终不复治矣。

以上慢散诸症，即以早治则愈。其症之初，不痛不痒，时发时止，病者不以为然。延待数月之后，偶得外感而发者，或胃气不和、呕吐泻泄而发者，即时瞳神神膏损坏，不可治疗矣。

温仁村张宅老夫人，年六十余岁，正月间患痰火伏于肝肾二经，有时痰火上攻则病作。瞳神微散，无头痛眵泪紧涩之症，但觉目昏如在云雾之中，睹一成二，痰火下降则愈。屡发屡止，渐渐病增。延至六月间，忽患呕吐症，左目即刻不能睹物。迎余诊视，脉伏而大，乃痰火慢散之症，易愈之症。迟延半载，神膏已损，兼内障之白色，不能治疗。患者愁闷，曰：左目不能治，右目与左目初起一样情形。余曰：右目治之不迟。遂服生四物加芩、连、天冬，不十剂，病痊愈。问曰：左目散大能收否？余曰：能收，内障翳不能退，收之何益？亦不能睹物。又曰：既能收，我便服药。服清热地黄汤兼磁朱丸，三十余剂，瞳散收敛如初，果不能睹物。

——伤寒瘟疫愈后，热留经络不发而散者。头不痛，有时目昏，有时而愈，口渴便燥。宜滋阴地黄汤，随症加减以治之。

——火邪久郁，伏于肝肾二经而散者。遇热暖头痛睛胀，内热烦渴。宜清热地黄汤、千金磁朱丸主之。

——怒气伤肝、伤脾胃而散者。伤脾胃则气不聚，伤肝则神水散，初则目昏如在云雾之中，睹空中有花发，视一成二形。宜调气汤、千金磁朱丸。

——肝肾两亏而散大者。有时头目眩晕，有时头目昏花、耳鸣，亦睹空中有花飞，绕乱不定。宜滋阴肾气汤、千金磁朱丸治之。

——妇女经产血热而散者。宜凉血、和血、生血，清热地黄汤，四物汤加丹皮、黄柏、知母、五味子、玄参。

瞳神散大有七种，惟头风散大最急，下六症皆缓慢症，医者宜细心察阅，毋拘一定之方，在于心性活泼，加减用之自有效矣。上七种散大症，能睹三光者，急治兼于静养可愈。不能睹三光者，不能治疗，终成废疾矣。

滚痰丸 治实热老痰，怪症百病，痰火攻上慢散症。

青礞石一两　沉香五钱　大黄酒蒸　黄芩各半斤

将礞石打碎，同焰硝一两同入瓦罐，盐泥固济，晒干，火煅，石色如金为度，研末和诸药水丸。量人虚实服之，姜汤送下，服后仰卧，令药在胸膈之间，除逐上焦痰滞，不宜饮水行动。

加味四物汤 治痰散，先服礞石滚痰丸，次服此汤，并服磁朱丸。

生地黄四钱　当归三钱　杭芍三钱　川芎一钱半　五

味子二钱半　广陈皮　枳壳各二钱，面炒　香附三钱，醋炒

上剂水煎温服。

羌活退翳丸　亦名地黄丸，能治内障，右眼小眦青白翳，大眦微现白翳，脑疼，瞳子散大，大便涩。

熟地八钱　生地　当归身　茺蔚子　黄柏酒制，各五钱　寒水石　柴胡　知母盐洗　牡丹皮酒洗　羌活各三钱　防风酒制，二钱　白芍药酒制，一两二钱

上为细末，炼蜜为丸如小豆大。每服五六十丸，空心白水汤送下，如宿食未消，候饥时服之。

东垣《兰室秘藏》方去翳在大眦，加葛根、升麻；翳在小眦，加柴胡、羌活是也。

调气汤　治因暴怒以致瞳神散大者，服此后兼服磁朱丸。

白芍　陈皮　生地　黄柏盐水炒　香附酒制　知母盐水炒　归身　枳壳　白茯苓各一钱　甘草五分

上剉剂，白水二盅煎至一盅，去滓热服。

按：瞳子属肾。若肾水固则气聚而不散，不固则相火炽盛而散大。若神水初变淡绿，淡白色者可治，若纯绿、纯白色者，终为废疾矣。

滋阴地黄丸见上内障

治血弱阴虚，不能养心，致火旺于阴分，瞳子散大。少阴为君火，主无为不行其令，相火代之，与心包络之脉，出心系，分三道。少阳相火之体无形，其用在其中矣。火盛则能令母实，甲木肝旺是也。其心之脉挟目系，肝之脉连目系，况手足少阳之脉同出耳中，至耳上角斜起，终于目外小眦。风热之盛亦从此道来，上攻

头目，致偏头痛闷。若瞳子散大，视物昏花，血虚阴弱故也。法当养血、凉血、益血，收火、散火而除风热则愈矣。每服百丸，食后茶清送下，日进二服。大忌之物，恐助火邪及食寒凉之物，伤其元气，药不上行也。又一论云："瞳子黑眼法于阴，由食辛热之物助火乘于胸中，其睛故散，睛散则视物大矣。"

清热地黄汤 治手足少阴火旺，及伤寒瘟疫热留经络，火邪伏于肝肾二经，怒动肝火，妇女经产血热致瞳神散大者，均可服。兼服磁朱丸。遇热暖头痛睛胀，及青盲内障，内热烦渴，并皆治之。

生地黄三钱 天冬 当归 玄参各二钱半 地骨皮 白芍 枳壳 黄芩各二钱 黄连一钱半 五味子 柴胡各二钱 甘草一钱

上㕮剂，水三盅煎一盅，温服。

按：生地、天冬、白芍凉血养血滋阴，当归和血安神，玄参治无根浮游之火、氤氲之气，地骨皮治内外烦躁，黄连、黄芩解上焦之毒热。况阴药多滞，枳壳一味调和中州脾土，使水谷不凝滞于胃中矣。

益阴肾气丸 治肝肾两亏，阴虚火动，瞳神慢散者。

熟地酒蒸，三两 生地四两 白茯苓乳蒸，八钱 泽泻四钱 丹皮 归尾酒制 五味子 山药 山茱萸去核，酒制 柴胡各五钱

上为细末，炼蜜为丸如桐子大，外水飞朱砂为衣。每服五六十丸，空心淡盐汤送下。

上壮水之主以镇阳光，气为怒伤，散而不聚也。气

病血亦病也。目得血而能视。又目为肝之窍，肝藏血。故以生熟地黄并用，补肾水真阴为君；茯苓健脾渗湿，山萸肉强阴益精，五味子补五脏虚损、收敛精气使归于目为臣；当归尾行血，牡丹皮治积血，泽泻除湿泄邪为佐；山药益脾土，柴胡引入厥阴经为使。蜜丸者，欲泥膈难下也。辰砂为衣者，为通于心也。

千金磁朱丸 治神水宽大渐散，昏如雾露中行，渐睹中有黑花，渐睹物一成二体，久则光不收，及内障神水淡绿色、淡白色。

磁石吸铁者 辰砂 神曲

先以磁石置巨火中煅，醋淬七次，晒干另研极细，二两；辰砂另研极细，一两；生神曲末二两，与前和匀。以神曲末一两，水和作饼，煮浮为度，搜入前药，炼蜜丸如桐子大。每服十丸，加至三十丸，空心饭汤下。

上方以磁石辛咸寒镇坠肾经为君，令神水不外移也；辰砂微甘寒镇坠心经为臣，肝其母，此子能令母实也，肝实则目明；神曲辛甘温，化脾胃中宿食为佐，生用者发其生气，熟用者敛其暴气也。服药后俯视不见，仰视渐睹星月者，此其效也。亦治心火乘金、水衰反制之病。久病累发者服之，则永不更作。空心服此，午前更以石斛夜光丸主之。见上内障。

瞳神缩小症

瞳神缩小一症，与瞳神散大反对之症也。瞳神散大症，由热邪，头风、大病之后，热留脏腑而病。此症系肝肾之邪热，色欲有犯，真阴亏损，相火炽盛，火强搏水，水实而自收。其病神水紧小，渐小而又小，积渐之至，瞳神竟如芥子许，如针尖大。然皆能睹物而不昏，但微觉眵燥羞涩耳。目虽受病，淫欲不忌而伤目也。亦有风热烁脑，蒸干精液而缩小者。皆宜乘初早治可愈，宜断思虑、色欲而得愈。不然，终成废疾矣。宜服清肾抑阳丸、抑阳酒连散。

加减抑阳酒连散 治神水紧小，渐如芥子大。

独活 生地各四钱 黄柏 防已 知母各二钱 蔓荆子 玄参 羌活 白芷 甘草 防风各四钱 栀子炒 黄芩酒制 牡丹皮 黄连酒制，各五钱

上为末，每服三钱，白水二盅煎至一盅，去滓热服。

一人左目患瞳仁缩小如芥子大，兼外障薄云，白珠红赤，头微痛，口燥不甚渴。系风热烁脑，液耗精损，水亏不能上荣所致。时三月有余。症之初起，急治则愈。此迟延日久，只可望轻，不可望痊。以抑阳酒连散加石决明、木贼、蝉蜕、赤芍，服至六付，云翳退，头疼止。又改服生地、玄参、胡黄连、当归、白芍、丹皮、独活、黄柏、知母、白芷，又服十余剂，瞳仁稍大，热邪减。原方去胡黄连、黄柏，加茯苓、山药，渐渐视物如常，瞳仁比右目瞳仁微小，视物如一矣。

加减清肾抑阳丸 治水亏而目自坏，其病神水紧小，小而又小，积渐之至如芥子大。若能久服此丸，则阳平阴秘，瞳神细小之恙自可以无虑耳。

寒水石 黄柏盐水制 生地 知母盐水制 枸杞子

黄连酒炒　白茯苓各二两　独活八钱　草决明　当归酒洗，炒　白芍药酒洗，炒，各一两

上为末，炼蜜为丸如桐子大。每服三钱，空心白水下。

圆翳症

圆翳者，初起之时，黑睛上一点白，如油浮于水面，暗处视之其翳青白而大，明处看之其形浑暗而小。缘肝气上冲，脑脂下注所致，初则目外如蝇飞，如蛛悬，有如在雾露之中者，渐渐瞳仁发白，掩及瞳神。亦名遮睛内障。宜审其虚实而调之。虚者，羚羊角饮子清其虚热；实者，防风散、空青丸泄其邪热。诸书有大圆翳、小圆翳、黑圆翳，均为一证别名。此症初起，急治可疗，缓则纯白色，不能治疗。惟用金针拨之，即刻光明，不然终成废疾。

空青丸

细辛　五味子　车前子　石决明各一两　空青一钱　生地二两　知母　防风各二两

上为细末，炼蜜为丸如桐子大。每服三十丸，空心服，茶清送下。

蠡县张村营张房翁，即蠡吾城北世之名家。患圆翳症，请医治疗，或言火热症，或言虚寒症，或言肝火症，屡治屡重，渐渐病增，不能瞻视。迎余诊治，乃怒动肝火太盛，又加之命门相火溢炽上蒸，脑脂下垂，流入珠内，遮蔽瞳之光。此刻瞳神已纯白矣，服药不能治疗，惟金针一法拨之即愈。此时不拨。患者自谓眼症不

能治，医者推却之语，愈加愁闷。余曰：《金针龙木论》有云：内障翳状已结成者，必俟岁月，障翳老，始宜金针拨去其翳，如拨云见日而光明也。况此刻六月伏天炎蒸之景，肌体燥热，井水不凉，翳凝滞不定，拨之翳不能尽去，待秋罢再拨。至秋后谨按拨内障之法调理，光明如初矣。

羚羊角饮子　治不痛不痒，内障圆翳。

羚羊角锉末，三两　细辛　人参　车前子　黄芩各二两　防风二两五钱

上为粗末，每服一钱五分，水一盅，煎五分，食后温服。

圆翳防风散　治脾气上冲，脑脂下垂，目外见蝇飞蛛悬，大便燥者服之。

防风　桔梗　知母各二钱　黄芩　茺蔚子　芒硝　黑参　车前　大黄各一钱　细辛五分

上为粗末，水二盏煎一盏，去粗滓温服。

冰翳内障症内附水晶翳　玉翳　水银翳

冰翳内障，瞳神坚实白亮如冰，此症因色欲伤乎肾水，暴怒伤于肝经，致肝肾之邪热上冲，脑脂下垂，遮盖瞳神，其色坚滑纯白。一名水晶翳，一名玉翳，一名水银翳，其名有四，其实为一。初起以针刺上星、头维穴出血而愈者，内服七宝丸。治之稍缓，而亦终身不痊之症也。俟翳老结，宜金针拨之，顷刻光明，拨云睹日之功。若无金针，终身废矣。

七宝丸　治内障冰翳，如冰坚结睛上。

石决明二两，煅　琥珀七钱半　珍珠　熊胆各五分　茺蔚子　人参各一两　龙脑二钱半

上为细末，炼蜜为丸如桐子大。每服十五丸、加至二十丸，食后茶清送下。

冰翳还睛丸方　治暴怒伤肝，色欲伤肾，瞳仁淡白色。

人参　桔梗　黑参　黄芩各一两　生地　知母　车前子　茺蔚子各二两　细辛五钱　防风二两　五味子五钱

上为细末，炼蜜为丸如桐子大，空心茶清送下三钱。

浮　翳　症

浮翳内障之症，初患之时不疼不痒，从瞳神内映出白色，暗处看则其翳宽，明处看其翳略小，全无别色相混。缘脑风邪热上冲，膏脂流下致成内障。轻则如烟如雾，重则白云映日，宜服决明散、坠翳丸，不瘥用金针拨之即愈。

祁州淤村曹德禄弟兄三人，事父母至孝，母患内障眼病，诸日请医，百方治疗不效。渐渐病增，不能睹物，弟兄愈加惆怅，暗祝天祷地十余年矣。此孝感动，目疾该愈。是年此村杨姓延余，亦拨内障之症，曹某就杨家看视，乃浮翳，系金针所疗之症。遂择吉日治疗，是日稠云密布，凡用金针之时，须择吉日，不风不雨、天气清明，方可用针。于是兄弟愈加忧愁。至用针之刻，天忽清明，针到病疗，即时光明如童子之目。针拨之后，阴云复布。阖家一览，老幼皆喜，乡邻恭庆曰：

十年盲瞽，顷刻光明，真不啻卢扁复生矣。余曰：吾金针拨内障之症，数十年来未有若此症之妙。天阴复晴，此汝三子诚孝之感也，非余之医能。三子叩首申谢。

石决明散 治不痛不痒，瞳神映出白色

人参 茯苓 车前子 川大黄各一钱 细辛五分 桔梗钱半 防风 茺蔚子各二钱 石决明一钱，煅

上为细末，令匀，食后米饮汤调下二钱。

浮翳坠翳丸 治同上。

石决明一两 细辛 五味子各五钱 知母一两 生地二两 人参二两半 防风一两 兔肝一具

上为细末，炼蜜为丸如桐子大，空心茶清送下三钱。

沉翳症

沉翳内障，白藏在黑珠之内，向日细视，方见其白，疼痛则昼轻夜重。缘肝经劳热熏脑，脑中热气流下。初则蒙眬，久则不睹。宜服羚羊角饮子及无荚丸以治之。

沉翳羚羊饮 治肝劳热，昼轻夜重，瞳仁细视方现白翳。

车前子 黄芩 黑参 大黄各一钱 羚羊角 茺蔚子 防风各二钱

上㕮剂，水三盏，煎一盏，食后去滓温服。

偃月翳症二种

偃月翳有二种。一曰外偃月，从风轮上半边有白翳

遮下，隐隐似月初之形，由肺热，白珠烁化下垂，因恣燥啖热，多食辛辣炙煿厚味，饮酒过度，热邪伤肺而成，宜服凉肺散则愈。内偃月，由瞳神内从上而下，白云垂注，亦如新月之状，缘脑风积热，肝肾劳乏，虚邪上冲之所致也，轻则昏眇，重则瞳神皆白，不能睹物，宜服通明散、坠翳丸、清热地黄汤，不愈宜金针拨之。古书无内偃月、外偃月之分，余今详明。

凉肺散方 治外偃月，由肺热，白珠下垂。因恣啖燥热，食多辛辣。

生地 桑白皮 杭白芍 玄参各三钱 菊花二钱 寸冬三钱 归身 甘草各二钱 车前子三钱，另包

上㕮剂，水三盅煎一盅，食后温服。忌辛热之物。

偃月通明散方 治瞳仁内如新月之形。因脑风积热，肝肾虚邪上冲。

防风 黄芩 人参 茯苓各一钱 细辛五分 茺蔚子二钱

上剂水煎，晚食后温服。

五瞻坠翳丸 治同上。

石决明一两 麝香少许 青鱼胆 鲤鱼胆 青羊胆各七个 牛胆五个 熊胆一分

上为细末，面糊为丸如桐子大，空心茶清送下五分。

偃月清热地黄汤 治外偃月。

生地黄 粉丹皮 黄芩 玄参各三钱 黄连 枳壳 甘草 薄荷各二钱 细辛五分

上剂，水三盅煎一盅，温服。

横翳症附剑脊翳

横翳者，即剑脊翳症。其名有三，其实一症。其症瞳神中映出白翳如剑脊形，中厚边薄，横格于瞳神中，色白如银。因内虚，肝邪胃热上冲于脑，脑脂下流入眼致成内障，厚薄不等。厚者而瞳神掩没，视亦不见；薄者虽不尽掩视，亦昏眊较之比重者精明耳。纵然色嫩根浮，虽有妙手坚心治疗，止可减半；若微红罩绊者，尤为难退。不论厚薄，非留心于岁月者，难效也。宜服还睛丸、七宝散，金针拨之即瘥。

横翳还睛丸 治内虚胃热上冲

石决明　人参　车前子　黑参　黄芩各一两　生地黄　防风各二两　五味子　细辛各五分

上为细末，炼蜜为丸如桐子大，空心茶清送下三钱。

七宝散方 治症同上。

胡黄连　车前子　丹砂　石决明　甘草各五分　羚羊角　犀牛角各一钱

上为粗末，水二盏，煎至一盏，去渣，食后温服。

枣花翳症二种

枣花翳者，起于风轮周匝，从乌珠之内四围环布而来也，如枣花锯齿之状。由怒伤肝胆，脑风邪热冲入目中，致成此障。一有性急及患痰火，劳瞻竭视，耽酒嗜燥。伤于湿热之人亦罹此患。久则始有干涩昏花不爽之症，犯而不戒，甚则有瞳神缩小之症。及上岁之人，年过五旬者患此症甚多。宜服羚羊角饮子。内枣花者，瞳神内傍风轮映出白翳，轻则亦如枣花锯齿之形，重则瞳神渐渐不能睹物。宜服还睛散，不愈，金针拨之即瘥。

还睛散 治怒气伤肝，脑风邪热上冲。

车前子 知母 防风 人参 茺蔚子 茯苓 黑参各二钱 黄芩一钱

上剂，水三盏煎一盏，温服。

羚羊角饮子 治枣花劳瞻竭视、耽酒嗜燥之人，兼伤湿热者服之。

羚羊角 防风 茯苓 黄芩 熟地 桔梗 车前子 枸杞 人参 细辛 玄参 知母各二钱

上白水三盅，煎一盅，温服。

加味清肾抑阳丸 治肝肾劳热。

寒水石 黄柏盐制 知母盐制 生地黄 白茯苓 枸杞 黄连酒炒 草决明 杭白芍酒炒 当归酒洗 玄参各一两 川独活八钱

上为细末，炼蜜为丸如桐子大，每服三十粒，白水、开水冲服。

刘氏眼科金镜卷之二 内障正宗

直隶清苑　刘耀先延年　辑著
侄男　刘鹤江
侄　刘鹤龄年松　参阅

青盲症

青盲症之起，不痛不痒，不红不肿，瞳神不大不小，并无别之颜色，俨然与好眼一般，只是不能睹物。乃玄府幽隐之源郁遏，不得发此灵明耳。譬诸井泉脉道流通，一有瘀塞则水不通矣。夫目属肝木，肝主怒，怒则痰动火生，痰火阻隔肝胆脉道，则通光之窍遂闭。是以二目昏矇，如烟如雾，日渐月增。一有即时不能通光者，以急速治之。治之之法，以滋胆开郁，继又清热降火则愈。缓则气定，经络郁闭不能疗矣。宜服清热地黄汤。傅氏以镇肝明目羊肝丸、复明丸二方、本事方以治之。

近时此症颇多。医者多有不明症之本源，见目不红不肿、不痛不痒，便谓肝肾两亏，以滋肝补肾剂治之。药之一下，病反增剧。不曰药不投病，反曰内障不能治疗。余自幼研究是症，系玄府幽隐之源郁遏，脏腑精华不能上升归明于目。且以舒经开郁、清热降火。另立一方，名曰清热地黄汤，用之其效甚捷。古方多有不效者，余删补之。业斯道者，自细斟酌用之。

小儿青盲眼，此症极危险。盖因病后热留经络，壅闭玄府，精华不能上升荣养之故。此时民国甲子，患疹后余热未尽，得是病者不少。症之起，不疼不痒，不红不肿，如无病状，只是不能睹物。盲瞽日久，父母不知为盲。以速速急治，缓则经络郁久，不能治疗。宜舒经清热饮治之。

舒经清热饮

栀子二钱　黄芩　黄连各一钱　归尾　赤芍　防风　独活各一钱半　生地　天冬各二钱

水三盅，煎至一盅，温服。

服此方热甚不退者，加龙胆草，或加犀角五分，便秘加川大黄。服十余剂后有效，病痊愈矣。

清热地黄汤加减　治肝肾热邪，青盲内障，内热烦渴，并皆治之。

生地三钱　天冬　生杭芍　玄参各二钱半　黄芩二钱　黄连一钱半　枳壳　当归　地骨皮　黄柏各二钱　甘草一钱

上为二剂，水二盏，煎一盏，空心温服。

拉拉地村魏姓一少女，年十一二岁，患眼不红不肿、不痛不痒。瞳神阴暗处看如黄豆大，阳光处看如绿豆大，亦非散大症，并无别之颜色。饮食行动如无病症。左目三日不能睹物，右目微看人形。病六日，就余治疗，乃青盲症。用清热地黄汤，兼服磁朱丸。服至八剂，右目能视。服二十余剂，二目痊愈。

镇肝明目羊肝丸 治瞳神不大不小，并无别色。

羯羊肝一具，用新瓦盆焙干，如大只用一半，竹刀切片 官桂 柏子仁 川羌活 家菊花 细辛 白术土炒 五味子各五钱 川黄连七钱

上为细末，炼蜜丸如桐子大，每服四十丸，空心食远，沸汤送下。

复明丸 治青盲内障，阴虚内热。

冬青子生用，一斤，陈酒共蜜拌蒸七次，晒七日，露七夜，焙干 元蝙蝠活，一个 夜明砂酒洗，炒 枸杞子焙 熟地酒洗，焙 绿豆壳炒，各一钱 川黄连微炒 白术各三钱 辰砂一两，一半共蝙蝠捣烂，余为衣

上为细末，炼蜜为丸，辰砂为衣，如桐子大，每服五十丸，酒下。

又方 治肝肾两虚，或因他病而弱，青盲初起，服之如神。

菟丝子酒洗，炒 补骨脂 巴戟 肉苁蓉竹刀切片，酒浸，焙干 川牛膝酒洗，炒 枸杞各一两 青盐二钱

上研细末，猪腰子一个，竹刀切开半边，去内筋膜，入药末一钱，将线缚紧，用上好陈酒蘸湿，炙熟，冷定火性，食之即愈。

加减本事方 治青盲内障。

白羯羊肝只用一片，新瓦焙干 蕤仁去壳 泽泻 菟丝子 车前子 防风 黄芩 麦冬 地肤子 苦葶苈 黄柏 杏仁炒 细辛 茺蔚子 白茯苓 生地 青葙子 枸杞各一两 熟地两半

上为细末，炼蜜为丸如桐子大，每服四十丸，温汤

送下，日三服，不拘时候。

神水枯涩症

神水枯涩而不润泽，目珠不得转移也。此症最不易识，虽形于外而不知其内，乃幽隐之火潜在络内，致令精液闭塞，不能上升荣润故也。由素脾胃虚弱，久患泻泄者，每罹此症。小儿粪如鸭溏，大人五旬以外粪如羊屎者，而患此恙，皆死症也。若热结膀胱消渴者，因水枯热结，蒸燥不清。此症有阴虚、阳虚，不可混治。阴虚者宜滋肾丸治之，阳虚者宜调中益气汤疗之。

滋肾丸何云滋肾能治溺闭，名通关丸，一名坎离丸，治神水不清，枯竭消渴。

黄柏盐水制　知母盐水炒，各三两　肉桂三钱

上为细末，水泛为丸如桐子大，每服百丸，空心沸汤下。

按：热自足心直冲股内而入腹者，谓之肾火，起于涌泉之下。知、柏苦寒，水之类也，故能滋肾水；肉桂辛热，火之属也，故须假之反佐。此《易》所谓水流湿、火就燥，声应气求之理也。

调中益气汤　治脾胃不调而气弱，日晡两目紧涩不能瞻视，乃元气下陷。

黄芪一钱，炙　升麻五分　陈皮六分　木香二分　人参　甘草　苍术米泔水制　柴胡各五分

上㕮剂，白水二盅煎至八分，去滓温服。

按：脾胃不调者，肠鸣、飧泄、膨胀之类也。气弱

者，言语轻微，手足倦怠，目睹不明也。补可以去弱，故用人参、黄芪、甘草甘温之性，补则中气不弱而目能视矣；苍术辛燥，能平胃中敦阜之气；升麻、柴胡清轻，能升胃中陷下之气，木香、陈皮辛香，去胃中陈腐之气。夫敦阜之气平，陷下之气升，陈腐之气去，宁有不调之中乎！

瞳神倚侧症

瞳神倚侧，言瞳神歪斜不正。皆由胆肾津液不足，目珠神膏亏耗，不能滋养瞳神之故。瞳神或倚左，或倚右。譬如鸡子肥满，其黄端正，其清空虚，其黄歪斜。乃内伤肾水，肝血、胆汁虚乏，膏液自耗而瞳神欲没，甚为可畏，急治难以复原，亦有挽住而免坠尽丧明之患。宜服犀角丸、滋阴养血汤。

滋阴养血汤 补真阴，滋肾水，益神膏亏耗，生精血，调阴阳，而瞳神无偏倚之恙。

熟地黄三钱　当归　川芎　杭白芍各三钱　茯苓　陈皮各二钱半　覆盆子二钱　五味子钱半　升麻　甘草各一钱　枸杞　防风各二钱

上剉剂，水三盏煎一盏，温服。

犀角丸 治五行应变，气血两虚，营卫凝滞，以致肝肾受风邪，瞳仁歪斜内障。

石决明　当归身　犀角镑末　麻黄减半　楮实子　枸杞子　防风各等分

上为细末，曲糊为丸，如桐子大，每五十丸，茶清送下。

瞳神下垂症

瞳神下垂者，乃肺肾两虚故也。肺主气，肾纳气，又谓肺乃肾之母。今肺既虚，不能令子实，故下垂，与瞳神倚侧症相仿，亦目珠神膏亏耗，元气下陷之故。瞳神垂至风轮坎位之间，极不易治之症。初起急治可复，缓则气定膏损，不能救矣。宜服补中益气汤加五味子、白芍。

补中益气汤东垣　治烦劳内伤，身热心烦，气短而渴，阳虚自汗，脾虚久不愈，一切清阳下陷、中气不足之症。

人参　白术　黄芪　归身　广陈皮　升麻　柴胡　炙草　白芍　五味子

上剂，水三盅，煎至一盅，温服。

人参升阳汤　治肺虚元气下陷，瞳神垂至坎位，此能升发元阳。

炙黄芪　人参　蔓荆子　白芍　黄柏各二钱　炙升麻一钱　葛根二钱半　甘草一钱

上剉剂，水三盅，煎至一盅，食后温服。

视一为二症

视一为二症，与视定反动者同也。因劳瞻竭视，过虑多思，精血耗损，元气亏乏，以致胆肾真一之精不足，而阳光失其主倚，故错乱而眇视为二三也。宜急速早治，莫待精神损定，虽妙手难疗。治者之法，非独药耳。内则清心寡欲，外则惜视缄光，即是良方。静养日久，血充精足，不药有效也。一有火壅于络，阴精不得升运以滋神光，故反为阳邪错乱而眇其视也。宜服补肝散、千金磁朱丸。

加味补肝散 治肝风内障，不痛不痒，眼见花发青黄赤白黑，或睹一物二形难辨。

车前子 黄芩 川羌活 细辛 玄参各一两 人参 茯苓各二两 羚羊角 防风各三两 枸杞八钱 五味子一两

上为细末，每服一钱五分，食后米饮调下。

千金磁朱丸 主明目。常服大益眼目，百岁可读细字。

按：此方磁石色黑、法水、入肾，朱砂色赤、法火、入心，而神曲入脾胃，乃道家黄婆媒合婴姹之理。方见瞳神散大。

目病干涩症

目病干涩、不爽利而视昏花症，与皮紧缩小症，外则相仿，内则不同。皮紧缩小症，乃血液涩耗、脉络损伤所致也。此症因劳瞻竭视、过虑多思、耽酒恣燥之人，不忌房事，致伤神水，目必有此症。以清心寡欲、惜视缄光。若知爱养之方，不犯禁忌之戒，外不能纵性以伤五味四气，内不放心于六欲七情，守之有道，保之有方，不药则愈。若不谨戒保养，甚则伤神水而枯竭之病变生矣。宜服四物五子丸主之。

加味四物五子丸 治心肾不足，眼目昏暗。

熟地黄 当归 地肤子 白芍 川芎 菟丝子酒

煮，焙　覆盆子　枸杞果　玄参　车前子酒蒸，量虚实加减，等分

上为细末，炼蜜为丸如桐子大，每服五十丸，不拘时，盐汤送下。

黄牛胆煎　治眼涩痛。

猪胆汁　黄牛胆汁　羊胆汁　鲤鱼胆汁各半合　白蜜二两　胡黄连研末　川黄连研末　青皮研末　熊胆各二钱半

上将诸药末与蜜并胆汁和匀，入瓷瓶内，以细纸封头，牢系，坐饭甑中蒸，待饭熟为度，用新绵净滤过，每以象箸取麻子大，点于目眦，每日二三次。

五风变五色，变为内障，头疼却无泪，日中犹如坐暗室，常自忧叹。此毒风脑热所致。宜**胜风汤**。

川独活　防风　荆芥　薄荷　赤芍　川芎　黄连　甘草

益精养血汤　治目干涩，因酒色所致也。此方以常服，久则自效。

大熟地三钱　杭萸肉　茯苓各二钱　山药　当归　玄参各二钱半　川芎　防风　独活各钱半　五味子一钱

上剂，水三盅，煎至一盅，食后温服。

升阳养血汤　治目干涩昏花，因劳瞻竭视、过虑多思所致也。

当归　川芎　白芍各二钱　五味子一钱　玄参　防风　羌活各一钱半　茯苓　黄芪　山药　葛根各二钱　甘草　升麻各八分

白水三盅，煎至一盅，温服。

绿 风 症

绿风初患，头旋，两额角相牵，连鼻隔皆痛。或时红白花起。肝受热则先左，肺受热则先右。此肝肺同病，则左右齐发。先服羚羊角散，后服还睛散。

羚羊角散 治绿风内障昏花。

白菊花 防风 川芎 羌活 车前子 川乌 细辛各五钱 半夏 羚羊角 薄荷各二钱半

上为细末，每二钱，生姜、荆芥煎汤调下，或煎服。

还睛丸 治症同上。

石决明 覆盆子 茺蔚子各二两 槠实炒 人参 细辛 防风 白茯苓 甘菊花 柏子仁 川芎各一两

上为末，炼蜜丸如桐子大，温水下三十丸。

乌 风 症

乌风眼虽痒痛而头不旋，但渐渐昏暗，如物遮定，全无翳障，或时生花。此肝有实热，宜泻肝散。

乌风泻肝散 治乌风昏暗。

川大黄 甘草各五钱 郁李仁 荆芥穗各二钱半

上剉水煎，空心服。

黑 风 症

黑风症，此与绿风相似，但时时黑花起，乃肾受风邪，热攻于眼。宜服还瞳散。

还瞳散 治内障诸般，障翳昏花。

草决明一两　白蒺藜　防风　木贼　甘草　栀子仁各五钱　青葙子微炒　蝉蜕各二钱半

上为末，每二钱，寸冬汤调。菊花汤亦可。

青风症

青风，此症不痛不痒，瞳神俨然如不患者，但微有头旋及生花，转眼昏朦。宜服还瞳散。

还瞳散　见上黑风。

雷头风症

雷头风症初起之时，头面多受冷热毒气，冲入头中，致头内响声如雷，头旋发热，亦有头起核块。有因痰火耳。如雷鸣日久，冲入眼内，脑脂下注，瞳神色变，或红黄青白黑不定。实者宜服泻肝散、清震汤，虚者服磁石丸，痰火症服半夏汤。

雷头泻肝散

黄芩　桔梗　大黄　芒硝　车前子　川羌　黑参当归　知母各一钱　龙胆草五分

上为细末，以水二盅，煎一盅，温服。

清震汤

升麻　苍术各四钱　荷叶一个

上剉，水煎，温服。

磁石丸　因虚寒耳鸣。

五味子　附子　丹皮　干姜　黑参　磁石煅三次，醋淬三次

上为细末，炼蜜为丸桐子大，食前茶清送下一钱。

半夏汤 治痰火上攻，头如雷鸣。

清半夏一两 川军二两 天麻 黄芩各六钱 薄荷 甘草各三钱

上㕮，水煎，温服。

云雾移睛症

云雾移睛症，谓人自见目外有如蝇、蛇、旗旌、蛱蝶、绦环等状，其物色或青、或白、或黄、或黑、或赤，其色不定，黑色居多，在于眼前空中飞扬缭乱，仰视则上，俯视则下。乃玄府有伤，络间精液耗涩，郁滞清纯之气，而为内障之患。其源皆属肝肾自病，身之精血有限，人之斲丧无穷，不慎保养，天真日衰，精神日损，致脑脂热邪氤氲之气垂落睛珠，故有此恙。亦有怒动肝火，及伤寒、瘟疫、疟疾、痰火之人，热邪久郁，蒸伤清纯太和之元气，亦罹此症。或有悲泣过伤，深思积忿；或素精血亏乏，常流冷泪及目睛凉者，亦有患此症。蝇蛇影中，有兼萤星乍现绕乱者，此症按萤星满目症治。以上诸症，初起急治可愈，缓则脉络已定，虽治不能复痊，只可停止。宜服：

加减猪苓散 治肾水不能济肝。胆生肝旁，肝木枯，胆气不足，故行动举止则瞳神内神水荡漾，有黑影，如旗旌、蛱蝶、绦环等状。先服此散清其肝肾之邪，次服蕤仁丸，黑花自消矣。

猪苓 木通 萹蓄 泽泻 黑狗脊 大黄 滑石水飞 栀子各一两 车前子五钱 茯苓 葛根各四钱

上为末，每服三钱，空心清盐汤调下。

蕤仁丸 治眼见黑花飞蝇，涩痛昏暗，渐变青盲。

蕤仁去皮尖 地肤子 白茯苓 细辛 人参 白术炒 石决明煅 地骨皮 空青 防风各一两 石胆另研，五钱 熟地黄 楮实子各三两 青羊胆 鲤鱼胆各五枚

上为细末，以胆汁同蜜炼，搜和为丸如桐子大，每服二三钱，食后米饮送下。

羚羊羌活汤 治肝肾俱虚，眼见黑花，或作蝇翅。

黄芪二两 炙甘草 羚羊角 羌活 黄芩 附子 山萸肉 车前子 人参 泽泻 秦艽 决明子 青葙子 柴胡各一两

上为末，每服五钱，水二盅，煎至八分，不拘时温服。

石斛固本汤 治精血不足，目流冷泪，目珠寒凉及一切虚寒眼。

黄芪 归身 石斛各二钱半 牛膝 五味子各二钱 枸杞三钱 防风 羌活 炙草各钱半 升麻一钱，炙

上剉，水三盅，煎一盅，温服。

能远不能近视症

能远不能近视者，阳气有余，阴气不足，乃血虚气盛。气盛者，火有余也。能远视责其有火，不能近视责其无水。故阳光散乱而不能收敛。皆贪淫恣欲，饥饱失节所致也。法当补肾，宜服地芝丸、六味地黄丸。

加减地芝丸 治目能远视知其有火，不能近视，责其无水。当滋补肾水以疗之。

熟地黄 天门冬各四两 知母炒 菊花各二两 石

斛一两半

上为末，炼蜜为丸如桐子大，每服百丸，食后茶清送下。

六味地黄丸见卷四时复症

能近视不能远视症

能近视不能远视者，阳气不足，阴气有余，乃气虚血盛也。血盛者阴水有余，气虚者元气衰弱也。目能近视，责其有水；不能远视，责其无火。无火是以光华不能越于远，而拘敛近视耳。乃耽酒、嗜燥、痰火、暴怒之人，神气伤损，必患此症。宜服定志丸、补肾磁石丸。

加味定志丸 治目能近视不能远视，责其水旺火衰。此丸补火宁神。心血不足，恐怖善忘，久服益精强志、聪耳明目矣。

远志肉去心　菖蒲各二两　人参　白茯神各一两　苁蓉　龟版炙

上为细末，炼蜜为丸如桐子大，朱砂为衣，每服三十丸，食后临卧日进三服，米饮送下。

补肾磁石丸 治肝肾两虚，远视无明，时见黑花，渐成内障。

石决明　磁石引针者佳，煅，醋淬　甘菊花　肉苁蓉各四两　菟丝子酒浸一宿，焙干，一两

上为细末，盐水为丸，每服三钱，空心温酒送下。

不能视上视下症

此谓目病，不痛不痒，不红不肿，目能下视，若无

病症。不能上视，属气虚也；有能上视、不能下视，属血虚也。眼睫无力，目常欲闭，属中气不足，元阳亏损。羞明酸涩，皮紧目昏，属阴血虚败，真精不足。眼目上吊，血虚受风。宜服：

补中益气汤 治目紧涩，不能上视，中气不足，元阳亏损，瞻视过度，夜读耗神并治。方见高风症。

助阳和血汤 治目常欲垂闭，隐涩难开。亦治阴血不足，不能下视。本方加五味子、枸杞子、熟地。方见雀目症。

金针论

金针一法，系龙木禅师所著。内障十数症，有脑脂下垂，足太阳之邪；从下冲上，足厥阴之邪；从内走外，手少阴之邪；从外走内，足少阳之邪。初起用药可愈，久则百方不效。惟金针一法，拨云睹日、扫霾见天之功，真济世之奇术、眼科之灵妙，天生神医，普救世瞽。余数十年之间，昼夜习读，朝夕研究，金针之术略得八九。四方患内障瞽目者，不论远年近日，或二三十年，尽同医愈，顷刻光明如初。如蠡县小陈镇张希孟，钦加同知衔、实任甘肃凉州府镇番县知县，患目不能理事，卸任旋里，迎余诊视，系圆翳脑脂下垂之症。遂用金针拨去其障，即时睹光如童，能视细字，写小楷。叹曰：数年盲瞽，疗如反掌，不意重见天日矣。遂提笔写“复我离明”四字之匾，悬余门首，永垂不忘。余今将金针拨内障之要章辑集一书，不至遗弃耳。

瞳神反背症大全

此症因六气偏胜，风热搏击，其珠邪反倒转，白向外而黑向内也。药不能疗，止用拨治。须久久精熟者，识其何因、何症，或带上、带下之分，然后拨之，则疗在反掌。否则患者徒受痛楚，医者枉费心机，今人但见目内障或目损风水二轮，而膏维坏、白掩黑者，皆呼为瞳神反背，谬妄之甚。夫反背，实为斜反乌珠向内也，非珠端正而向外者。今乱呼为瞳神反背，必其人亦是盲目，岂能治人之盲哉！

内障根源歌大全

不疼不痛渐昏矇，薄雾轻烟渐渐浓。或见花飞蝇乱出，或如丝絮在虚空。此般状样因何得，肝脏停留热与风。大叫大啼惊和恐，脑脂流入黑睛中。初得一眼先昏暗，次第相牵两目同。苦口何须陈逆耳，只缘肝气不相通。彼时服药宜销去，将息若乖即没功。日久既应全黑暗，因名内障障双瞳。名字随形分十六，龙木禅师早推穷。灵药千般难得效，金针一拨日当空。戒慎将息依前说，如违法则枉费功。

针内障眼法歌大全

内障由来十六般，学医济世要细看。分明一一知形状，施针方可得相安。若或针法不精灵，误损神光取瘥难。冷热须明虚与实，调和四体得全康。不然气闷违将息，呕逆劳神翳却翻。咳嗽震惊皆不可，多惊先服镇心丸。若求良药膏丹等，用意临时仔细看。老翳细针初复嫩，针形不可似一般。病虚新产怀孕月，下针才知将息难。不风不雨兼皓月，清斋三日在针前。安心定意行医道，念佛亲姻莫杂喧。患者向明盘膝坐，提撕腰带得心安。针者但行贤哲路，恻隐之心先复还。有血莫须住手裹，裹封如旧再开看。忽然惊振医重治，服药三旬但朗然。七日解封难见日，花开水动莫与言。还睛丸散坚心服，百日分明复旧光。

针内障后法歌大全

内障金针针了时，医师言语要深思。绵包黑豆如球子，眼上安排日系之。卧眠头枕须安稳，仰卧三朝莫厌迟。封后忽然微有痛，脑风牵动莫他疑。或针或烙依经治，痛极仍将火熨之。拟吐白梅含咽汁，吐来仰卧须从伊。起则恐因遭努损，虽然稀少也须知。七朝微粥温温食，震动牙关事不宜。大小便时须缓缓，无令骤起与扶持。高声叫唤言多语，惊动睛轮见雪飞。如此志心三十日，渐行出入认亲知。清心莫忆阴阳事，夫妇分床百日期。一月不须临洗面，针痕湿着痛微微。五腥酒面周年断，服药消除病根基。

金针式

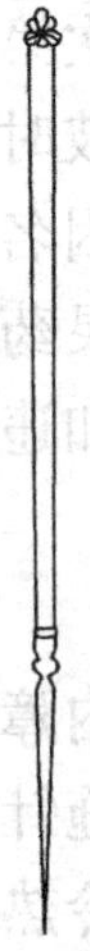

图4 金针式

金针柄以紫檀花梨木或犀角为之，长二寸八九分，如弓弦粗，一头钻眼深三四分，用上好赤金子抽粗丝长一寸，用干面调生漆嵌入柄根内，外余六分许，略尖不可太锋利，恐伤瞳神。以鹅毛管套收，平日收藏匣内，临用供于佛前，无有不验。此龙树王菩萨神针也。

用水法大全

凡拨金针之时，须看患目者之少壮、老肥、瘦弱、气盛者。欲行针之际前二三日，先服退气散血之剂数服，平其五脏，弱者不必服之。临拨新汲井水一盆，放于桌上，令患目者对盆就洗，医家侧坐，以手蘸水，频频于眼上连眉棱骨淋洗，使眼内脑脂得水乃凝，以洗透数十遍，冷定睛珠为度。然后用针，庶几随手而下，并不粘滞矣。

拨内障手法大全

凡拨眼要知八法。六法易传，惟二法巧妙，在于医者手眼心眼，隔垣见症，手法探囊取物，方得其法。临拨先令患者以水洗眼如冰，使血气不行为度。两手各握纸团，端坐椅上，后用二人将头扶定。医人先用左手大指、二指分开眼皮，按定黑珠不令转动。次用右手持金针，如拨右眼令患者视右，方好下针，庶鼻梁骨不碍手。离黑珠与大眦两处相平分中，慢慢将针插入，然后斜向针首，至患处将脑脂拨下，复放上去，又拨下来。试问患者看见指动，或黑白颜色，辨别分明，然后将脑脂送至大眦近开穴处，护脂水内尽处，方徐徐出针，不可早出，恐脑脂复还原位。拨左视左锐眦。

用针择吉

凡行针须用朔望，对神祈佛，通其乡贯、姓名，敬祝。用针者亦逢朔望，念咒七遍，书符一道。封针临用，必先斋戒，设供香烛之类。又书符一道，取太阳神光，接其眼光。亦念咒，大叫“救苦救难南海观士音菩萨”，其针自转，令用针者心胆大开，不惊。先书后三光符，下针。天气晴明，用开除成收日，忌子日。

开针三光符大全

书符默念：取日光，接神光，明目光。

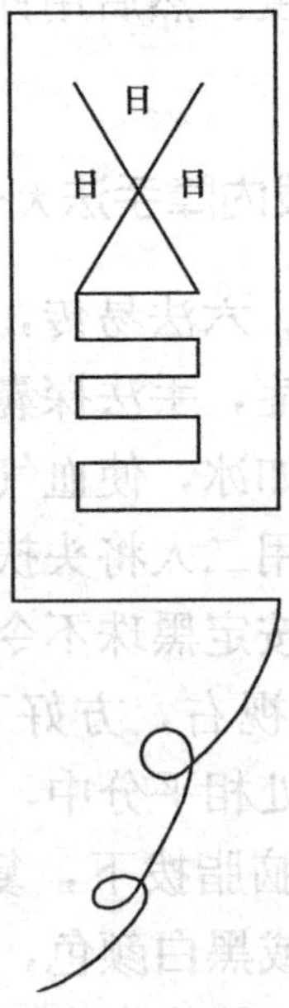

图5　开针三光符

咒曰

清净眼，紫金灯。洒洒水，离黄沙，满藏经。千手千眼千龙王，文殊大士骑狮子，普贤菩萨骑象王。日神夜里，云膜内障尽消除。强中强，吉中吉，婆罗会上有殊利。眼中一切得光明。清净般若波罗蜜。

封针符大全

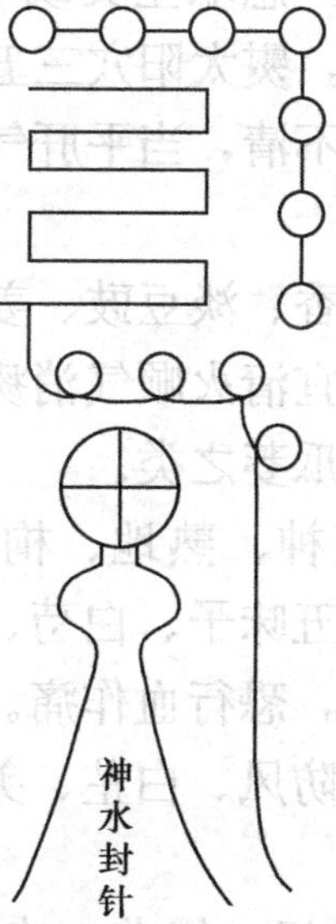

图6　封针符

封眼法大全

预收芙蓉半老绿叶，晒干为末，用井水、凉水调匀，以绵纸剪圆块如茶盅口大。先将敷药敷眼上、眉棱骨及下眶，以纸一层封贴药上，又上药一层，盖纸一层。封定候将干，以笔蘸水润之，日夜数次，夏月倍之，一日换一次。仰面而卧。若将针眼向下就枕，防脑脂从上复下也。起坐饭食、大小二便，俱宜缓，不可用力震动。三日内，只用温和稀粥、烂熟馎馔，不可震动牙齿。三日后开封视物，服药静养而已。

针后调养法

针后者目疼痛，急取生艾或干艾同生葱各半共捣，铜锅内炒热，布包，熨太阳穴三五次即止。

若瞳神有油气不清，当平肝气。用槟榔、枳壳、柴胡之类。

作呕吐，用藿香、淡豆豉、姜制厚朴、半夏之类。

火旺体厚者，宜清火顺气消痰，用黄连、枳壳、槟榔、半夏、麦冬、瓜蒌之类。

老弱者，用茯神、熟地、枸杞、麦冬、枣仁、贝母、白米、橘红、五味子、白芍、当归之类。

针后忌用川芎，恐行血作痛。

太阳头痛，用防风、白芷、羌活、石膏之类，痛甚用炒盐熨之。

若睛赤，用柴胡、红花、赤芍、归尾、栀仁、桑皮、防风之类。

瞳神微散，用白芍、五味子、麦冬、茯神、当归、人参、酸枣仁之类。

受热致瞳神细小者，用寒水石、当归、黄连、麦冬、茺蔚子、柴胡、炒栀仁之类。

若障复朦，宜服平肝顺气之剂，其障自退。如不速退，复再针拨亦可。

退气散血饮

大黄　当归　乳香　没药　连翘　川山甲　白芷各等分

上剉剂，白水二盅，煎至八分，去滓，食远服。

脑脂下垂症

愚按此症乃湿热郁积、蒸烁脑脂下垂，故珠内有膜遮蔽瞳仁之光，犹如布幔悬于明窗之内，外人虽见其窗似明，若知窗内有幔悬挂则不明也。但今人以讹传讹，皆谓瞳仁反背，其讹相传已久，一时难以正之，当知此症，惟用金针入珠内，拨去脂膜，顷刻能明。此论惟可与知者道，难与俗人言也。谨辨之，以为后人垂鉴。

上《龙木论》金针开内障大法，谨按其法。初患眼内障之时，其眼不痛不涩不痒，头不旋不痛，而翳状已结成者，必俟岁月障老，始宜金针拨去其翳，如拨云见日而光明也。今具略于后。

开内障图大全

圆翳　初患时见蝇飞、花发、垂蚁、薄雾、轻烟，先患一眼，次第相牵，俱圆翳如油点浮水中，阳看则小，阴看则大。金针一拨即去。

滑翳　翳如水银珠。宜金针拨之。

涩翳　翳如凝脂色。宜金针拨之。

横翳　横如剑脊，两边薄，中央厚。宜针于中央厚处拨之。

以上五翳，皆先患一目，向后俱损。初患之时，其眼痛涩，头旋额痛。虽宜针拨，先须服药，独偃月翳、枣花翳、黑水凝翳，微有头旋额痛，只宜针轻拨之。

冰翳 初患时，头旋额痛者，眼睑眉棱骨痛，目内赤色。先患一目，向后翳如冰冻坚白。宜于所经过脉，针其腧穴，忌出血，宜针拨动，不宜强拨。

偃月翳 初患时，头旋额痛，先患一目，次第相牵，二目俱损，翳一半厚、一半薄。宜针先从厚处拨之。

枣花翳 初患时，微有头眩眼涩，目中时时痒痛。先患一眼，向后俱翳，周围如锯齿，轻轻拨去，莫留短脚。兼于所过之经，针灸其腧。

散翳 翳如云点，乍青乍白，宜针拨之。

黑水凝翳 初患时，头旋眼涩见花，黄黑不定。翳凝结青色，宜针拨之。

惊振翳 头脑被打击，恶血流入眼内，至二三十年成翳，翳白色。先患之眼不宜针牵损，后患之眼宜针拨之。

虽不痛不痒，其翳黄色、红色者，不宜针拨。翳破散者，不宜针拨。中心浓重者，不宜针拨。拨之不动者曰死翳，忌拨。白翳黄心，宜先服药后针之。若无翳者名曰风赤，不宜针之。

五 风 症

白翳黄心 翳四边白、中心黄者，先服逐翳散，次针足经所过诸穴，后用金针轻轻拨。或先损一目，向后俱损。

乌风　无翳，但瞳仁小，三五年内结翳青白色，不宜针。视物有花为虚，宜药补，不宜药泻。

肝风　无翳，眼前多见黑花，或白或黄，或赤或黑，或一物成二形，两眼同患。急宜补治，切忌房劳。

五风变　初患头旋，或一目先病，后二目俱损，瞳子皆白。

绿风　初患时头旋、头骨痛，额角偏脑痛。先患一目，次第二目俱损，无翳，但见黑花、白花。

发明金针论

此论系幼时所作，意欲发明龙木禅师金针之妙。斯时无人举扬，昔时遗稿尚存，今录于书，以便习斯道观览云。

夫医者活人之事，而亦杀人之机也。庸医临症不辨，罔投方剂，几微之间，瞬眼生杀矣。伏察医有神圣工巧之妙，人不可不知；药有寒热温凉之性，医不可不辨。治有苦欲补泻之法，行有智圆行方之分。昔神农尝百药而著《本草》，黄帝别脏腑而著《内经》。仲景知时务而作《伤寒论》，叔和识六脉而烛病源，所以扶世道而救民命也。人不幸而内伤七情，外感六淫成病也，必延医服药以治之。世俗之人不信医而信巫，不求医而求神，不亦惑乎！祝由师巫诸术，道终涉于渺茫，久而不行。惟医学数千百年行而不废。况世之最贵者，莫贵于人；人之最贵者，莫贵于目。夫目者，外有五轮八廓之属，以应乎五行八卦；内有五脏六腑之分，以应乎五运六气。眼乃五脏六腑之精华，百骸九窍之至宝。洞观万物，朗视四方，皎洁如珠，包含天地。内连脏腑，精液上注，荣养于目而为光明，皆从肝胆发源。内有脉道孔窍，如地中泉脉流通，以有瘀遏则水竭矣。澄其源而流自清，灌其根而叶乃茂。肝乃肾之苗，肾乃肝之本。修肝则魂魄安静，滋肾则神情安和。神情安和则眼目自然明朗，肝肾无邪则目决不病。五脏之疾不起则眼疾不生。凡眼内外障翳一百零八症，外障七十二症，或药或针，有虚实之辨、寒热之分，治以有补泻温清之法。故天下治则修文，乱则演武。医法亦兵法也。内障三十六症，有二十症用药急治，有十六症用金针拨、缓治。不拘年深日久，针到翳除，顷刻光明，拨云见日之功，经验年久，济世之奇效矣。

推逐日按时尻神所在当忌凡针灸钩割俱宜忌犯

子时在踝，丑时在头，寅时在耳，卯时在面，辰时在头，巳时在乳，午时在脚，未时在腹，申时在心，酉时在背，戌时在腰，亥时在臀。

针灸避人神论

《千金》论欲行针灸，先知行年宜忌及人神所在，不与禁忌相犯即可。故男忌除，女忌破；男忌戌，女忌巳。有日神忌，有每月忌，有十二时忌，有四季忌。

人神有十二部，住人神九部，旁通人神有杂忌，旁通人神有血支、血忌之类。凡医者不能知此避忌者，逢病人危，会男女气怯，下手至困，通人达士，岂为此哉！若遇暴卒急患，皆不拘忌。许希云：卒暴之疾须速疗，一日之间止忌一时是也。《千金》云：痈疽、疔肿、喉痹、客忤，尤为急切，凡作汤药宜速，不拘避忌。又曰：凡暴卒急症并中风卒仆痰厥等症，即用针灸治疗，若论忌神，少缓则不可救，此所以不可拘泥也。若平居从容，治病于未形，选吉日、避人神可也。

取十二建人神之忌时

建日在足，禁哺时。除日在眼，禁日入。满日在腹，禁黄昏。平日在背，禁人定。定日在心，禁半夜。危日在鼻，禁日出。破日在面，禁平旦。执日在手，禁鸡鸣。成日在唇，禁食时。收日在头，禁寅时。开日在耳，禁午时。闭日在目，禁日映。

睛中穴论

金针之术，以上数条，从《大全》摘选，无删无改。惟睛中穴在大眦之内，鼻梁骨有碍。今取外睛中穴，在小眦与黑珠相半均停，即正穴也。如拨左眼，目珠视右；拨右眼，目珠视左。无鼻骨之碍。针柄在睑外，拨转通便。使医者心胆放开，令患者坐机凳上，靠墙，二人扶定，慢慢将针插入外睛中穴，然后回针首，拨瞳神之障。障落，瞳神之黑莹自现，即刻睹物如初。须缓缓出针，封眼用绵纸，剪凉帽形，用鸡子清粘纸边，贴眼上。

按：鸡子清不燥不滑，取其清润，比芙蓉叶末更便尤捷也。用水法、手法、调养法，俱按上数条，以习读精熟，依法治无不效矣。

镇心丸 治心疼惊悸、忧思愁虑，愓然心跳动不安，吐舌，面赤，目瞪等症。

牛黄一钱，另研 生地酒洗，焙 当归身酒洗，焙 远志肉去心 赤金箔十五片 茯神 石菖蒲 川黄连各二钱半 辰砂二钱，另研

上以前六味共为细末，后入牛黄、辰砂二味，猪心血为丸如黍米大，金箔为衣。每服五六十丸，煮猪心汤送下。

视色不定症

视色不定，谓视非本色也。视粉色如红，视红色如碧，看黄色如蓝。此内络气郁，玄府不和，乃气血升降之玄府闭塞也。玄府者，至于世人万物尽皆有之，乃津液气血之道路门户也。有所闭塞，不能为用也，目无所见，耳无所闻，舌不知五味，鼻不闻香臭。至于树木，玄府闭塞，皮枯、叶落、枝梢不润泽也。人之肝肾玄府郁遏之重者，目不能视；郁遏之轻者，视色有变，随五脏变青黄赤白黑之色形。宜服：

开郁枳壳饮 治玄府郁遏，视色不定。

枳壳 青皮 当归 柴胡 连翘 生地 川芎各一钱半 苍术 陈皮 甘草各一钱

上水煎服。

暴盲症

暴盲者，即刻成盲。病之发源不一。有湿热郁积，

蒸灼脑脂下垂，遮蔽瞳光者。有真阴损极，精神不守，而损神光者。傅氏分为三种，曰阴孤，曰阳寡，曰神离。乃关格闭塞、玄府郁遏之病。病于阳伤者，缘忿怒暴悖，恣酒嗜辛，及久患热病，痰火人得之，则烦渴燥秘。病于阴伤者，多色欲悲伤、思虑哭泣太多之故，或因中寒、中风之病起。伤于神者，因思虑太过，用心罔极，忧伤至甚，惊恐无措者得之，则其人如痴如呆。病发之状，屡有因头风、痰火、元虚水少之人，眩晕发而目盲不见。能保养者治之则愈，不能保养者即成痼疾。其症最速，急治可复，缓则气定而难疗矣。宜服羚羊角饮子、清热地黄汤、逍遥饮、熊胆丸。

一妇人行路跌倒，二目不能睹物，自谓眼黑，养息则愈，终不成睹三光。隔三年，就余治疗。系脑中伏热蒸灼膏脂，行中一跌即流入睛中，遮蔽瞳神之光。余用金针拨去其脂，即刻光明如初矣。

一人患左目内障，瞳神已白色，早已不能睹物，自己尚不知目病矣。因不痛不痒故也。

一有阳气脱离者，烦劳身张精绝，目盲不可以见视，耳闭不可以听之类，是其症也。宜服独参汤。一有失血诸症致气脱者，亦服独参汤。血者气之守，气者血之卫，相偶而不相离者也。失血过多则气为孤阳，亦几于飞越矣，故令脉微欲绝。斯时也，有形之血不能速生，几微之气所宜急固。故用甘温之参以固元气，所以权轻重于缓急之际也。故曰：血脱益气，此阳生阴长之理也。

羚羊角饮子见圆翳症

清热地黄汤见瞳神散大症

加味逍遥饮 治怒伤肝并脾虚血少，致目昏不明，目头涩痛，妇女经水不调等症。

当归身酒洗 白术土炒 白茯神 甘草 白芍酒炒 柴胡各一两 栀子炒 丹皮各七分

上剉剂，白水二盅，煎至八分，去滓服。

《经》曰：肝者将军之官。所主怒，怒则肝伤气逆，气逆则血亦逆，故血少。眼者，肝之窍。又曰：目得血而能视。今肝伤血少，故令目暗。

越人云：东方常实。故肝脏有泻而无补。即使逆气自伤，疏之即所以补之也。此方名曰逍遥，亦是疏散之意。柴胡能升，所以达其逆也；芍药能收，所以损其过也；丹、栀能泻，所以伐其实也。木盛则土衰，白术、甘草扶其脾土，土旺木不能盛也。肝伤则血病，当归所以养其血也。木实则火燥，茯神所以宁其心也。

熊胆丸 治目忽然翳膜障蔽。

川黄连 熊胆 密蒙花 羌活各一两半 蛇蜕炙 地骨皮 木贼 龙胆草各一两 旋覆花 菊花 瞿麦各五钱 蕤仁 麒麟竭 蔓荆子各二钱

上共研细末。以羯羊肝一具，煮其一半焙干，杂于药中；取其一半生者，去膜捣烂，入上药杵为丸如桐子大。饭后米饭送下三十丸。

饶州郭端友，精意事佛，偶染时病，患两目失光、翳膜障蔽。忽梦皂衣人告曰：汝要眼明，可服熊胆丸。既觉，其甥至云：昨得观音治眼熊胆丸方。偶与梦相符，即依方市药，服至二十余日，药尽复明。人病目者，服其药多愈。郭生以药方记其本末云。

独参汤　治元气脱离致目无所见。

人参一两或二两

用清河水，银锅或砂锅煎汤频服。

目昏症

瞻视昏眇者，谓目内外无症候，但自视昏暗不清也。有神劳，有血少，有元气弱，有元精亏而昏花者。有目病屡发屡愈，渐渐血液衰耗，光华亏损而昏者。宜滋阴和血。有因开导针烙，失血过多，精华耗散而昏者。宜养血。有目因暴痛红肿愈后而昏者。有伤寒热病后而昏者。有气滞火壅，络不和畅而光涩，譬之烟不得透散，故火光不明也。宜清火开郁。有沉痼病后目昏，或眼病愈后目昏者，血未充足，气未和畅。宜养气血则愈。若养之不慎，六欲七情不加谨戒，四气五味纵性贪恣，元精不能保守，无精彩神光者，其人寿必不能延纪矣。此言平人目昏，以后方选用。有目病外障余翳未尽而昏者，按外障病治。有内障瞳神，内另有气色而昏者，按内障症治。

人若年越五旬，两目昏花者，犹月之过望，天真日衰，虽妙药难痊。

《经》云：少阴病目䀮䀮无所见，阴内夺目䀮䀮无所见。此盖房劳目昏也。

刘河间曰：目昧不明，热也。然玄府者，无物不有，人之脏腑、皮毛、肌肉、筋膜、骨髓、爪牙，至于世之万物尽皆有之，乃气出入升降道路门户也。人之眼耳鼻舌身意神识，能为用者，皆升降出入之通利也。有所闭塞者，不能为用也，目无所见，耳无所闻，鼻不闻臭，舌不知味，筋痿骨痹，爪退齿腐，毛发堕落，皮肤不仁，肠胃不能渗泄者，悉由热气滞郁、玄府闭塞而致气生。血脉、营卫、精神不能升降出入故也。各随郁遏，虽微甚，而为病之轻重。故如热郁于目则无所见也，故目微昏者，虽至近转难辨物，由目之玄府闭塞，如隔帘视物之像也。或视如蝇翼者，玄府有所闭塞者也。或目昏而见黑花者，由热气甚而发之于目，亢则害承乃制，而反出其泪泣，气液眛之，以其至近，故虽微而亦见如黑花也。

楼全善曰：诚哉！河间斯言也。目盲、耳聋、鼻不知臭、舌不知味、手足不能运用者，皆由玄府闭塞，而神气出入升降之道路不通故也。故先贤治目昏花，如羊肝丸引黄连等药入肝，解肝中诸郁。盖肝主目，肝中郁解则目玄府通利而明矣。故黄连之类解热郁也，椒目之类解湿郁也，茺蔚之类解气郁也，芎、归之类解血郁也，木贼之类解积郁，羌活之类解经郁，磁石之类收敛真气精华归明于目也。蔓荆下气通中，理亦同也。凡此诸剂，皆治气血郁结目昏之法。而河间之言，信不诬矣。至于东垣、丹溪治目昏，用参芪补血气，亦能明目，又必有说通之。盖目主气血，盛则玄府得通利，出入升降而明；虚则玄府不能出入升降而昏，此则必用参芪、四物汤等剂，助气血运行而明也。

明目壮水丸 治肝肾不足，眼目昏暗，常见黑花，多下冷泪。补肾养肝，生血明目。

熟地　生地各二两　丹皮二两半　天冬　麦冬　山萸　菊花　枸杞各二两　牛膝一两三钱　人参　归身　五味子　菟丝子各一两　云苓　山药各一两

上为细末，炼蜜为丸桐子大，空心盐汤下百丸。

《内经》云：肝肾之气充则目精彩光明，肝肾之气乏则目昏矇眩晕。肝肾亏损，用熟地、生地、杭萸、枸杞、当归养血益阴，人参、山药、茯苓、五味子补肝益气，天冬、麦冬、丹皮、牛膝、菟丝子滋阴降火，菊花清利头目以制阳光。故曰壮水。

加减驻景丸　治肝肾俱虚，两眼昏暗，视物如隔云雾。

枸杞子　菟丝子　五味子　车前子　楮实子　川椒炒，各一两　熟地　归身各五钱

上为细末，炼蜜为丸如桐子大，空心盐汤下五七十丸。

清热地黄汤　治暴痛红肿目昏，伤寒瘟疫热留不发，及妇女经脉血热后目昏不睹者。气滞火壅、络不和畅而光涩，宜服。方见瞳神散大症。

龟鹿二仙膏大全　此膏治虚损梦泄遗精，瘦削少气，目视不明等症。久服大补精髓，益气养神。

鹿角二斤　龟版一斤　枸杞六两　人参三两

上将鹿角截碎，龟版打碎，长流水浸三日，刮去垢，入砂锅，用河水慢火煎汤，桑柴火煮，三昼夜不可断火，当添滚水，不可添冷水。至三日取出，晒干，碾为末。另用河水将末并枸杞、人参又煮一昼夜，滤去滓，再慢火熬成膏。初服一钱五分，渐加至三钱，空心

无灰酒化下。

精、气、神，人之三宝也。《经》曰：精生气，气生神。是以精损极则无以生气，以致瘦削少气；气少无以生神，以致目昏不明。鹿得天地之阳气最全，善通督脉，足于精者，故能多淫而寿。龟得天地之阴气最厚，善通任脉，足于气者，故能伏息而寿。其角与版，又二物聚精气神之最盛者。取其为膏以补，所谓补以类也。且二物气血之属，非草木药之可比，况又得造化之玄微，异类有情，以血气而补血气之法也。人参为阳，补气中之怯；枸杞为阴，清神中之火。是膏也，补阴补阳，无偏治之失；入气入血，有和平之美。由是精日生而气日旺，气日旺而神日昌，庶几享龟鹿之年矣，故曰二仙。

三仁五子丸大全　治肝肾不足，体弱眼昏，内障生花，不计近远。

柏子仁　肉苁蓉酒浸，制　车前子酒浸，炒　枸杞子酒蒸，焙　苡仁　枣仁炒　菟丝子酒煮，焙　当归酒洗，炒　覆盆子酒蒸　沉香各五钱　白茯苓乳拌，蒸，二两　五味子一两　熟地三两，酒水煮捣膏

上为细末，炼蜜为丸桐子大，每服五十丸盐汤下，空心服。

高风障症

高风内障，俗呼为鸡盲眼。两目至天晚不明，天晓即明。盖阳光不足，肾阴虚损之致也，乃阳微阴盛。天晚阴长，天时之阴助人身之阴，能视顶上之物，不能下

视诸物；至天晓阳长，天时之阳助人身之阳，而眼复明矣。若人调养得宜，神气融和，精血充足而阳光盛，不治自愈。如不能保养，反致丧真，则有变为青盲症、内障症，悔之无及。宜服补肝散、还睛丸、补中益气汤。

补肝散 补肝滋肾、升阳抑阴，至晚不睹者服之立效。

羚羊角 细辛 羌活 茯苓 楮实子 人参 玄参 石斛 车前子 夏枯草 防风各一钱

上㕮剂，以水三盏煎一盏，温服。

按：羚羊角除肝热、搜风，治诸目疾；细辛、羌活、防风通经升发阳气；人参、茯苓、石斛、楮实子补气益脾；夏枯草纯阳补养厥阴血脉；玄参、车前子益阴，治无根之火。使肝血壮，肾阴虚火息，目无夜盲之患。

高风还睛丸 治鸡盲内障。

石决明 知母 人参 茯苓 川芎各一两 茺蔚子二两 细辛 木香各五钱

上为细末，炼蜜为丸如桐子大，空心茶清下三钱。

补中益气汤东垣 治两目日晡紧涩，不能瞻视，乃元气下陷；并治工作劳力，读书隽刻，勤苦伤神而饥饱失节。此数者，俱发目赤头痛，寒热交作，身强体痛，苦劳不复，感风寒则头疼如破，全似外感伤寒之症，误用入表之药鲜不伤人。故东垣先生发内外伤辨，首用此方，取济甚众。

当归身酒洗 白术土炒 陈皮各一钱半 人参二钱 炙甘草 升麻炙 柴胡各一钱 黄芪蜜炙，三钱上剉剂，白水二盅，姜一片、枣三枚煎，食前热服。

按：中气者，脾胃之气也，五脏六腑、百骸九窍皆受气于脾胃而后治。故曰土者万物之母。若饥困劳倦伤其脾胃，则众体无以滋气而生。故东垣谆谆以脾胃为言也。是方人参、黄芪、甘草甘温之品，甘者中之味，温者中之气，气味皆中，故足以补中气。白术甘而微燥，故能健脾；当归质润辛温，故能泽土。术以燥之，归以润之，则不刚不柔而土气和矣。复用升麻、柴胡，升清阳之气于地道也。盖天地之气一升，则万物皆生；天地之气一降，则万物皆死。观乎天地之升降，而用升麻、柴胡之意，从可知矣。或曰：东垣谓脾胃一虚，肺气先绝，故用黄芪以益皮毛，不令自汗而泄肺气，其辞切矣。子考古人之方，而更其论何也？余曰：东垣以脾胃为肺之母故耳，余以脾胃为众体之母，凡五脏六腑、百骸九窍莫不受其气而赖之，是发东垣之未发，而广其意耳，岂曰“更论”？

还明散 治小儿每至夜不见物，名曰雀目。

夜明砂 晚蚕砂 谷精草 蛤粉

上等分为末，煎黄蜡为丸如鸡头子大。三岁一丸。猪肝一片切开，置药于内，麻线缠定，砂锅煮熟，先熏眼，后食之。

雀目症

雀目内障，昼视通明，夜视罔见，虽有火光月色亦不能睹物。此阳衰不能抗阴之病。凡人忧思恐怒，饥饱劳役之类，过而不节，皆能伤动脾胃。脾胃受伤，阳气下陷，阳气下陷则五脏六腑之中阳气皆衰，故阳不能胜阴。至夜阴盛，则不能睹物；天明阳旺，则能视物。亦有怒气伤肝，肝叶不足而患此症者居多。其症之起，不红不肿，不痛不胀，亦有痒涩者，夜中惟能视直下之物，不能视直上之物。宜助阳活血汤、决明夜灵散。鸡盲、雀目实二症，世人皆为一症，非也。

此症亦有夜间腹胀，甚则呕吐泻泄，乃脾胃虚寒所致也。宜六君子汤加炮干姜、丁香。诸病若退仍雀目者，用助阳和血汤以助之。

六君子汤 治脾胃虚寒，腹胀呕吐，泻泄气弱，肝胆不足雀目目昏。

人参二钱 白术土炒黄色 茯苓各三钱 广陈皮 清半夏 甘草各一钱半

上剉剂，水三盅，煎至一盅，温服。

助阳和血汤 治眼无力，常欲垂闭，多泪，无疼痛，隐涩难开，夜不能视物。

炙甘草 黄芪 当归 防风各一钱 白芍 蔓荆子各五分 柴胡 升麻各七分

上剉剂，水二盅，煎至一盅，稍热服。

决明夜灵散 治目至夜则昏，虽有灯月亦不能睹。

夜明砂 石决明醋煅，研。各二钱 羯羊肝二两，生用，猪肝亦可

二味药和匀，以竹刀切肝作二片，以上药铺于一片肝上，以一片合之，用麻皮缠定，勿令药得泄出，淘米泔水一大碗，连肝药贮砂罐内，不犯铁器，煮至小半

碗，临卧连肝药汁并服。

上方以石决明镇肾益精为君，夜明砂升阳主夜明为臣，米泔主脾胃为佐，肝合引入肝经。补肝益精升阳，夜不睹物则愈矣。

萤星满目症

两目萤星乱散，六阳贼火上炎，要救神光不坠，清心寡欲当先。大全

此症谓人自视目外，有无数细细红星，如萤火飞，缭乱也，甚则如灯光、扫星矣。其人必耽酒嗜燥，劳心竭肾，痰火上升，目络涩滞，精汁为六贼之邪火熏蒸所损，故阳光散乱而飞伏，乃水不胜火之患。此病之最重者，久而不治，内障成矣。宜服：

滋阴降火汤 治阴虚火动，起于九泉，此补阴之剂也。

当归一钱 川芎五分 生地姜汁炒 熟地 黄柏蜜炒 知母蜜炒 麦冬各八分 白芍薄荷汁炒 柴胡各七分 黄芩 甘草各四分

上剉剂，白水二盅，煎至八分，去滓热服。

按：此剂乃滋肾益阴、升水降火之圣药。并治咳嗽，加阿胶、杏仁各七分，五味子三分；咯唾衄血，加牡丹皮八分、藕节自然汁三匙、犀角五分；若加玄明粉，□石，皆降火甚速，宜频用童便亦好。

加味坎离丸 此丸能生津益血，升水降火，清心明目。盖此方取天一生水、地二生火之意，药轻而功用大，火症而取效速。王道之药无出于此，上盛下虚之人

服之极效。

怀庆熟地八两，一半用砂仁一两，以绢袋盛放砂罐内，用酒二碗煮干，去砂仁不用；一半用白茯苓二两研末如前，用酒二碗煮干，不用茯苓捣膏　当归好酒浸一日，洗净，晒干　白芍药好酒浸一日，晒干　川芎大而白者，洗净，切片　女贞子即冬青子，冬至日蜜水拌，九蒸九晒。各四两　甘州枸杞子烘干，四两　甘菊花去梗叶，家园者佳，野菊花不用，三两　厚川黄柏去粗皮，切片，八两，二两酒浸，二两盐水浸，二两人乳浸，二两蜜浸，各一昼夜，晒干褐色　知母去皮，切片，六两，分作四分，为黄柏四制同

除地黄膏另入，余八味修制如法，合和一处，铺开，日晒夜露二昼夜，取天地之精、日月之华，再为细末，炼蜜为丸如桐子大。每服八九十丸，空心白水汤送下，或青盐汤亦可，并忌萝卜、生冷。

神光自现症

神光人自见，起初如闪电。阴精淆纯阳，阳光欲飞变。惟见一片茫，何用空哀怨。大全

此症谓目外自见神光出现，每如电光闪掣，甚则如火焰霞明，盖时发时止，与瞻视有色之定者不同。乃阴精亏损，清气拂郁，玄府太伤，孤阳飞越而光欲散。内障之重者，非比萤星痰火之轻也。宜服：

补水宁神汤　补肾水则火不妄动，宁心神则目光自清。

熟地　生地各二钱　白芍药　当归　麦冬　茯神各一钱半　五味子三十粒　甘草六分

上剉剂，白水二盅，煎至八分，去滓，空心温服。

肾水亏虚、真阴不足，故用熟地，乃天一生水之剂，大补真阴；生地黄有滋阴退热之效，麦冬有清心降火之功，补血滋阴须凭当归、白芍。神光荡漾、昼夜不宁，此神思间无形之火妄动故也。必用茯神与五味子，养精安神定志，能敛元精之气不走散。生甘草降神中之火。八味共建厥功，庶几肾水上升，心火下降，而神自宁、心亦可定矣。

黑夜睛明症

黑暗之间，倏忽见物。莫道精华，祸患将出。此阳光欲坠之机，而水火违背之疾。若不关心，定应有失。大全

按：此症人体天地之阴阳，昼明夜晦，理之自然。今黑暗间开目，倏忽看见者，是背于阴阳也。必水火不交，精华关格，乖乱不和之甚。而阳光飞越，神膏不能摄养，阴虚而阳光无制矣。反曰精华聚盛而不为虑，往往罹害，遗悔非小也。宜服：

加减八味丸 治肾水不足、虚火上炎，以致目之神光失序，阴精亏耗不能制阳。并发热作渴，口舌生疮；或牙龈溃烂，咽喉作痛；或形体憔悴，寝汗发热，五脏齐损，火拒上焦等症。

熟地黄八两，忌铁，酒煮烂捣膏　山药烘干　山茱萸酒洗，焙。各四两　白茯苓乳拌蒸，晒干　泽泻酒洗，焙干　牡丹皮酒洗，烘。各三两　辽五味烘干，一两半　肉桂去皮，忌火，一两

上除地黄膏另入，余共为细末，炼蜜为丸如桐子大。每服三钱，空心淡盐汤下，忌食萝卜。

肾水不足、虚阳僭上之症，若不滋肾水以益真阴，则水不升而火不降，神光失序不能收藏，故黑暗精明，用七味丸加五味子。夫五味滋肾水要药也。津液既生，肾水自壮，水足而神光内敛，何有失序之虞？得桂辛热，能引火归源，其患必瘳。夫在君火可以湿伏，可以直折；在相火惟当从其性而伏之。肉桂性热，与火同性，杂在下焦壮水药中，能引无根虚火降而归经。此方以类聚之义也。且肉桂之质在中半以下，故其性专走肾经下部，此本乎地者亲下之义也。又况相火寄于甲乙之间，肝胆木旺则巽风动而烈火焰明，古人谓北方不可泻，泻肝即所以泻肾。《本草》云木得桂而枯，乃伐肝之要药也。《经》曰“热因热用”，从治之妙法，正与从其性而伏之义相合。或者畏其热而遗之，岂达造化升降之微乎！黄柏、知母治相火，仅可施于壮实者暂用之，若虚火而误用之，则肾因泻而愈虚，愈虚而虚火益炽矣。《素问》气增而胜，及久用寒凉反从火化之说，独不闻乎！

黄膜上冲症

此症系肝胃热邪郁蒸，目珠精汁被其煎灼，黑睛随变黄白色，极危险症也。其症之起，黑睛下极坎位之间，如人指甲根白岩相似，渐渐冲上，膜过瞳神者最难愈也。此症凝脂黄膜，亦有从风轮外生，按外障治法，点洗兼服药可去。若生在眼光之内，按内障治法，点洗所不能及者。漫及瞳神，其珠亦有破坏不能疗者，其症最险。患是病者，宜急速治疗，缓则睛损不可救，悔之无及矣。《金玉赋》云：黄膜上冲，云生膜内，盖因火郁邪实。宜服柴胡泻清汤、通脾泻胃汤、清胃双解散。

霍姓一人，患左目黄膜上冲，兼瞳仁上蓝云翳，白睛瘀肉肿起，疼痛难忍，昼夜不能眠睡。就余治疗，乃黄膜上冲兼云翳症。黄膜内障症也，云翳外障症也，用清热退云之剂。

黄芩　生地　栀子各三钱　羌活　白芷　天冬　赤芍各一钱半　石决明　木贼各二钱　川军二钱半　川芎　知母各一钱半

服三剂，痛止翳退。又改拨云退翳之剂，十余剂则愈矣。

一小儿，患素肝热生翳，兼黄膜上冲，疼极，用柴胡泻清汤，一剂，黄膜退，又数剂痊愈。

柴胡泻清汤　清肝热、平胃火，治黄膜上冲。

柴胡　青皮各二钱半　龙胆草　川军　生杭芍　归尾各二钱　黄芩　草决明各三钱　菊花　甘草各一钱半

上剉剂，水三盅，煎一盅，温服。

按：柴胡、龙胆草，平肝之要药为君，川军、黄芩，荡胃泻肺火为臣，归尾、白芍，和血益阴为佐，决明、菊花，益目睛之损为使，青皮佐龙胆草平肝利气，甘草和中。此清上泻下，名曰泻清。

通脾泻胃汤　是症最逆，非一方可疗。看定脉之虚实，当随所因，立方施药可也。

茺蔚子　寸冬各钱半　知母　玄参　石膏　车前子

防风各一钱　黄芩　天冬　大黄各一钱二分

上㕮剂，白水二盅，煎至八分，食远服。热甚者加元明粉一钱。

清胃双解散　治黄膜上冲兼风轮生翳，口渴心烦，大便闭，小便赤。风热攻击所致。近时患是症者甚多。余用此方，按病轻重、虚实、寒热加减治之，其效甚捷。

生地　栀子　连翘　黄芩各三钱　川军二钱　柴胡二钱　白芷一钱　赤芍　天冬各二钱　石决明　知母各三钱　羌活　川芎　木贼各一钱半

上㕮剂，水三盅，煎一盅。

生地、黄芩、连翘凉血泻热；川军、栀子利大便，去心胃之火；知母、天冬泻下焦，使内热不上攻，黄膜自退；柴胡、羌活、白芷舒经解表；赤芍、川芎活血行血；木贼、石决明磨云退翳。内则清热泻火，外则舒经散风，故名之曰双解。

目　泪

黄帝曰：人之哀而泣涕出者，何气使然？岐伯曰：心者，六腑五脏之主也。目者，宗脉之所聚也，上液之道也。口鼻者，气之门户也。故悲哀忧愁则心动，心动则五脏六腑皆摇，摇则宗脉感，宗脉感则液道开，液道开故泣涕出焉。液者，所以灌精濡空窍者也。故上液之道开则泣，泣不止则液竭，液竭则精不灌，精不灌则目无所见矣。故名曰夺精。补天柱经侠颈。

又曰：五脏六腑，心为之主，耳为之听，目为之视，肺为之相，肝为之荣，脾为之卫，肾为之精。故五脏六腑之津液上渗于目。心悲气并则心系急，心系急则肺举，肺举则津液上溢。夫心系与肺不能常举，乍下乍上，故咳而泣出矣。

东垣云：水亏木横，上为眼涩，为眵，为冷泪，此皆由肺金之虚，而肝木寡于畏也。

迎风冷泪症

目病迎风流冷泪者，缘肝损血衰，轮廓窍虚，风寒乘隙袭入，伏而不发，每见风寒，以邪引邪，冷泪频频涌出，待暖则止。夫泪者，肝之液。泪多肝伤，久则不治，恐有内障诸症变生焉。宜服河间当归汤、养血驱寒汤、枸杞酒。此症乃长久之功，非旦夕之效矣。

养血驱寒饮 治肝血不足，迎风冷泪。

当归 茅苍术 白芍 白术 川独活 茯苓 枸杞各二钱 川芎一钱半 菊花 覆盆子各一钱二分 肉桂一钱 细辛六分

上剉剂，水煎，食远温服。

按：当归、川芎、白芍，养血之圣药，二术、独活祛湿胜寒，枸杞、覆盆益精和血，茯苓、肉桂补中驱寒，菊花、细辛逐寒利窍，使血行寒退，冷泪自止矣。

河间当归汤 治风邪所伤寒中，目泪自出。

白术炒 干姜 细辛 甘草炙 白茯苓 川芎 白芍各一钱 官桂 陈皮各二钱 当归身酒制 人参各三钱

上剉剂，姜一片、黑枣三枚，水二盅，煎八分，去滓，热服，不计时服。

枸杞酒 治视不明，迎风冷泪。

枸杞子拣肥者一斤杵烂，再用绢袋贮，酒浸密封，勿令泄气，候五七日取饮 陈无灰酒十斤

再用猪肝煮熟切片，蘸花椒、盐同食。每饮酒一二杯，勿宜过饮。若或过饮，反佐湿热，为害不浅矣。

按：肝气通于目，肝和则能辨五色矣。今肝为劳伤，致目视不明，多出冷泪。经曰：枸杞子味厚，为阴中之阴，故以养厥阴之阴。煮以纯酒，取其浃治气血。

迎风热泪症

迎风流热泪，与迎风流冷泪，外同内异，亦由肝损血衰，轮廓窍虚。无论何时，见风而流热泪，中有伏隐之火，亦由肝虚水亏，夹火上升，故泪流而热。此症稀少。宜服羚羊角散、升阳降火汤。

升阳降火汤 治阴虚内热，见风热泪频流。

栀子 玄参 知母 黄柏各二钱半 菊花 木贼 荆芥 天冬 防风各二钱 生地三钱 细辛八分

黄柏、知母降肾火，火退金清则水生，故曰滋阴。天冬、玄参治氤氲之气、无根之火。栀子、生地凉血清心，菊花、细辛、荆芥、防风升阳舒经。阴旺火退，肝木清，则热泪自愈。

羚羊角散 治肝脏受热，眼目昏花，时多热泪。

羚羊角 羌活 玄参 车前子 栀子 胡黄连 瓜蒌 黄芩 菊花各五钱 细辛一钱

上为细末，每服二钱，食远，竹叶汤调下。

无时冷泪症

此谓眼症无赤肿痛涩，只是时常流出冷泪，遇寒冷更甚。初则泪止如无病症，久则视瞻昏眇。皆由肝木受伤，血液衰耗，由色欲过度，忧思触犯，以致真阴不足、肝肾两亏、泪窍不固，故冷泪频频常流。亦有伤寒瘟疹病后，肌表不密，寒邪乘虚袭入，伏而不发，久则眉骨目珠有寒凉之时，冷泪时如泉涌，极不易愈。及妇人产后，伤血过多，及悲泣哭哀、过虑多思，亦成此症。初则冷泪，泪止则干涩。患是病者，轻则多不为虑，往往罹其害，变症生焉，而祸成也，悔之晚矣。

身之精血有限，人之斲丧无穷。故虚者多而实者少，明者少而眇者多。若能知爱养之方，而不犯禁忌之戒，外不能纵性以伤五味四气，内不放心于六欲七情，顺时气，养天和，颇立清静之志，而存恒久之心，则三真不丧，六贼潜消，血充精固，神定气清，阴阳和，水火济，精华盛，而目力全复，何病之有哉！病之初起，急速早治。病因何伤，宜当禁戒。因色欲者戒其色，因寒者御其寒。因思虑者，戒其思虑。内服外戒，久则自愈。宜服肝肾双补丸。

肝肾双补丸 治肝肾两虚、真阴不足，冷泪无时常流，瞻视昏眇。

当归 川芎 杭萸肉 巴戟 茯苓 石斛 防风 细辛 川姜 甘草 枸杞

按：血生于心、藏于肝、统于脾，当归、川芎，养血益肝之圣药，枸杞子补肝滋肾，巴戟、石斛益精血，茯苓补脾土，防风、细辛味辛散，升发阳气，以干姜温中暖肾。使真阴足、肝木调，泪液不外溢，精华自盛。天真保守，肝肾不伤，故名之曰双补丸。

菊花丸 治肝肾不足，眼目昏暗，瞻视不明，茫茫漠漠，常见黑花，多有冷泪。久服补不足、强肝肾。

菊花去梗叶，四两 巴戟去心，三两 肉苁蓉酒洗，去皮，焙干，二两 枸杞子焙干，三两

上为细末，炼蜜为丸如桐子大，每服三钱，温酒或青盐汤空心食前送下。

川干姜粉 治冷泪目昏。

用川姜四两，水浸一日夜，捣烂，过箩澄清，沉下之粉晒干，每份一分，大泥片一厘、麝香一厘，研匀点之，极效。

麝香散 治眼冷泪不止。嗃鼻。

香附子 川椒 苍术各等分 麝香少许

上为细末，令病者噙水一口，将药嗃于鼻内。

无时热泪症

此谓眼病无时而流热泪。缘肝胆肾虚耗，无根浮游之火上炎所致也。与风寒暴热症流泪不同。暴风客热症，眵泪如糊，泪热如汤，乃急速之症，按急速之症治法。此谓劳心竭力，过虑多思，动其肝火而伤其汁液也。膏液不足，又兼哭泣太过者，每患此症。昼则热泪，夜则干涩，久而失治，变别不测，内障诸症生焉。此为患最缓，久则罹其祸者，悔之无及矣。宜服加味当归饮子。

加味当归饮子 治肝肾虚损，无时热泪。

当归身 人参 柴胡 黄芩 白芍 黄柏 知母 甘草 大黄各二钱 滑石三钱 生地黄三钱

上剉，水二盅，姜三片，煎八分，去滓温服。

椒地丸 治目昏多泪。

熟地 川椒去目及闭口者，微炒 生地黄切，焙干

上三味各等分，为细末，炼蜜为丸如桐子大，每服五十丸，盐、米饮，空心送下。

江陵傅氏家贫，货纸为业，好接待游士。一日有客，方巾布袍，邀傅饮。傅曰：目昏多泪。客教以此方，服不一月，目能夜视物，享年九十岁，聪明不衰。

视正反斜症

视正如何却是斜，阴阳偏胜眼生花。元精衰败元阳损，不久盲临莫怨嗟。大全

此症谓物之正者，而反视为歪斜也。乃内之阴阳偏胜、神光欲散之候。阳胜阴者，因恣辛嗜酒，怒悖头风，痰火气伤之病。阴胜阳者，色欲、哭泣、厚味，经产血伤之病。此内之玄府郁遏，有偏而气重于半边，故发见之光亦偏而不正矣。治用培植其本而伐其标，久而失治，内障成矣。宜服：

补阳汤 治阳不胜其阴，乃阴胜阳虚，则九窍不通，令青白翳见于大眦，乃足太阳经、少阴经中郁遏，足厥阴肝经气不得通于目，故青白翳内见也。当于太阳、少阴经中，九泉之下，以益肝中阳气，冲天上行。此乃先补其阳，后于足太阳、太阴标中，泻足厥阴肝经

阴火伏于阳中者，正治也。《内经》云：阴胜阳虚，则当先补其阳，后泻其阴。此治法是也。每日清晨，以腹中宿食消尽，先服补阳汤，午后食远，次服升阳泄阴丸，临睡再服连柏益阴丸。此三方合治前症。若天色变大寒、大风，并过于劳役损目，饮食不调，精神不足，或气弱，俱不得服。候时气和平，天气如常服之。盖先补其阳，使阳气上升，然后空窍通利而眼目明矣。

炙甘草　羌活　独活　白术土炒　黄芪制　熟地黄　人参各一两　知母炒　茯苓　生地各三钱　柴胡二两　肉桂一钱　白芍　陈皮　泽泻　防风　当归各五钱

上为粗末，每服五钱，水二盅，煎至八分，去滓温服，空心，使药力行尽方许食。

连柏益阴丸　治阳胜阴者服。

甘草梢　羌活　独活　归身　五味子　草决明　防风　黄连酒洗，炒黑色　知母　川黄柏　黄芩各一两　石决明六钱

上为细末，炼蜜为丸如绿豆大，每服五十丸，渐至百丸止。临卧清茶送下。常以助阳汤多服，少服此药，一则妨饮食，二则力大如升阳汤，不可多服。

升阳泄阴汤　一名升阳柴胡汤，阴胜阳者服。

当归身　羌活　独活　草梢　白芍　熟地黄各一两　人参　生地酒洗，炒　黄芪　楮实子酒洗，焙　白术炒，各一两半　白茯苓　防风　广陈皮　知母酒洗，各三钱　柴胡　广肉桂去皮，各一钱半

上㕮剂，或为粗末亦可。每服五钱，白水煎服。另合一料，炼蜜为丸如桐子大，食远茶清送下，每日五十

丸，与煎药合一服，不可饱服。如天气热甚，加五味子三钱或半两，天门冬肉五钱，楮实子五钱。

视定反动症

视定反动水不足，火邪上转故如斯。莫教动极神光坠，始悔当年不听医。大全

此症谓物之定者，反觉振而动也。乃气分火邪之害，水不能救之。故阳邪虚火上旋，转运而振掉不定，光华欲坠，久则地觉亦动，内障即成。恣酒嗜燥、头风痰火之人，阴虚血少者，屡有此患矣。宜服：

钩藤散

钩藤钩　陈皮　麦冬　石膏　菊花　明天麻　人参　防风　鹿茸　半夏　白茯苓　甘草各等分

上为粗末，每服四钱、姜三片，白水煎服。

淮南陈吉老，儒医也。有富翁子忽病目，视正物皆以为斜，凡案书席之类，排设整齐，必更移令斜，自以为正，以至书写尺牍，莫不皆然。父母甚忧之，更历数医，皆不谙其疾。或以吉老告，遂以子往求治。既诊脉后，令其父先归，留其子，设乐开宴，酬劝无算，至醉乃罢。扶病者坐轿中，使人舁之高下，其手常令倾倒，辗转久之，方令登榻而卧。达旦酒醒，遣之归家，前日斜视之物皆理正之。父母躍然而喜，且询治之之方。吉老云：令嗣无他疾，醉中尝卧，闪倒肝之一叶，搭于肺上不能下，故视正物为斜。今复饮之醉，则肺胀，辗转之间，肝亦垂下矣。药安能治之哉！富翁厚为之酬。

羞明症

傅氏曰：此谓目于明亮之处而痛涩，畏避不能睁也。凡目病者，十有六七皆有此患。总而言之，急症不过一火燥血热耳。病在阳分，畏日光、畏火，凡热暖处亦不敢开视。盖己之精华弱，而不能敌阳光也。受病有阴阳之分、虚实之辨。怕热乃有余之病，羞明系不足之疾。肝经血损，胆汁亏耗而络弱，不能运精华以敌阳光。肝肾损极，精血斵丧，急速早治，恐有内障之变。兼以修身之法、保养之方，天真不丧，真阳存守，目病不药而自愈矣。《素问·上古天真论》曰：上古之人，法于阴阳，和于术数，保生之法。食饮有节，起居有常，不妄作劳，故能形与神俱，而终尽其天年，度百岁乃去。今时之人不然也，以酒为浆，以妄为常，醉以入房，以欲竭其精，以耗散其真，不知持满，不时御神，务快其心，逆于生乐，起居无节，故半百而衰也。夫上古圣人之教下也，虚邪贼风避之有时，恬淡虚无，真气从之，精神内守，病安从来？

连翘饮子　治目溜火，恶日与火，瘾涩紧急。

连翘　红葵花　当归　人参　甘草各一钱　生地三钱　蔓荆子　升麻各五分　黄芩　栀子各二钱　羌活　防风　柴胡各一钱

上白水煎至八分，去滓服。

和血饮　治眼睫无力，瘾涩难开，羞明怕光，欲在暗室。

云茯苓　山茱萸　熟地黄各二钱　当归　川芎　防

风　白芷各一钱半　五味子一钱　升麻炙　细辛各五分

上水煎去滓，食远温服。

点云膏　治视物睛困无力，瘾涩难开，睡觉多眵，日中泪下，喜在暗室，塞其户牖。多点此药神效。

防风　青皮　连翘各四分　生地一钱半　细辛一分　柴胡　甘草　归身各六分　黄连二钱　蕤仁去皮尖　升麻各三分　荆芥一钱

上剉剂，水二碗，熬至一大盏，去滓，入银盏内，文武火熬至滴水如珠，加熟蜜少许熬，点之。

一小儿自生患羞明症，至八岁不能见日光，灯火亦畏惧。就予治疗，见其面白体弱，目无光彩，乃先天不足、精血亏损之症。何不早治，延之八岁？答曰：饥馑之家，轻病重财。养之待愈，至今病症日加，这才就此看视。服助阳和血之剂十余付，始在日中游玩，渐愈矣。

当归　川芎　云苓　五味子　防风　菊花　枸杞　山药　川独活　甘草

水煎温服。

垂帘翳症

垂帘翳症者，翳自上而下，如帘之下垂，故名曰垂帘翳。自上而下者，症之不一。如赤膜下垂症，自上而下；如气轮瘀肉攀睛症，亦自上而垂下。某症有某症之形，某症有某条之治法。惟是症火邪潜在络内，伏而不发，郁久蒸烁，脑脂垂下，掩遮黑珠，如帘之垂放。其火热在络内，外不现其火，故不红不痛。久则亦有变红色，与赤膜下垂症相仿。有瞳仁内生白翳，自上而下，名内垂帘，其源系肝肾二经之伏热所致也。是症最缓，有相似相类症，医者以细心参阅，不可以鱼目混珠。宜滋阴清热饮。内垂帘用还睛退翳散治之。

滋阴清热饮 治火在络内，伏而不发，久则脑脂垂下、掩遮黑珠者服之。

生地 熟地 白芍 川芎 当归 防风 菊花 黄柏 知母 蔓荆子 栀子 蝉蜕 密蒙花

水三盅，煎一盅，温服。

还阴退翳丸 治内垂帘，肝肾之伏热者服之。

黄芩 玄参 生地 知母各三钱 茺蔚子 细辛各一钱 防风 车前子 桔梗各一钱半

炼蜜为丸，每服三四钱，白水冲服。

视大反小、视赤如白症

视大反小，视赤色如白色者，此症之起，乃肝肾之热邪久郁不发所致也。肝者目之窍，肾者目之精。怒伤肝，恐伤肾，肝肾二脏受伤，加之热烁真阴，故看大反小。譬如巨火照耀，其影必小；细火照耀，其影必大。以清热滋阴之剂。视赤色成白色者，白色肺之本脏外现，肺主气，气郁不舒，致内络不和，玄府瘀遏，气血升降之道路不通，故视赤色成白色，即肺金太旺。宜舒气清热滋阴以治之。

北京一布商患是病，视月光如茶盅大，视赤色成白色，目珠不红不肿，不痛不痒，如无病症，有时头脑眩闷。乃劳碌过度，心神耗损，肝火上腾，郁遏玄府，气血升降有碍。初治滋肝补肾，兼服磁朱丸不效。后医或言火，或言寒，或补，或泻，诸方无功。就余诊视，即心虚肝火所致。宜养血除热饮，服十余剂；加栀子、天冬，去麦冬，又服六十余剂则痊。此无形之症，治之痊愈。故著此症于书，以彰后学之用矣。

养血除热饮

当归　川芎　茯神　黄芩　防风　独活　玄参　寸冬　知母　菊花　黄柏　柴胡

上剂，水煎温服。

雀目变症

一妇患内障，眼视物有时昏涩，似有云雾笼罩。有时如无病症，至日落黑暗，不能睹物，惟眼前如冰盘大一片，明亮如常时，不时眩晕、心烦、怔忡。就余治疗，乃雀目之变症。雀目者，乃阳衰不能抗阴。凡人忧思恐怒，过而不节，致脾胃受伤，阳气下陷，则脏腑之阳气皆损，阳衰不能胜阴，至夜阴胜不能睹物，天晓阳旺复明。阳主明，阴主暗。阳微阴胜，日落天地之阴，以助人身之阴，故日落纯阴，即不能睹物。惟眼前一片明亮者，乃阴中有一点阳气复聚，故眼前一点明亮如常。阴阳合和，昼明夜晦。阴阳偏胜，明晦失常。此自然之理也。宜升阳益精汤，二十余剂则痊愈如常矣。

升阳益精汤

当归二钱半　川芎二钱　云苓三钱　葛根二钱半　草决明三钱　防风二钱　连翘二钱　花粉二钱　独活二钱

五味子一钱　柴胡三钱　玄参三钱　菊花二钱　枸杞二钱　覆盆子二钱

水煎温服。

眼症之难者，内障也。近世之医治外障得法，治内障多有病源不晓者。余每医内障之症，皆系名医所治之愈治愈重者。可叹行医之道，有其名者多，有其实者少。患目因医盲瞽者十有八九，因病盲瞽者十有一二。余深加愁闷，发恻隐之心、怵惕之志，遂将内障诸症，研古敲今，经验确实，编辑于书。肄斯业者，读之自有明鉴。余躬多忙碌，每日所治眼症二三十人，忙中偷闲，日积月累，自戊申六月起稿，至己酉正月，内障五十四症，著辑二卷。惟黄膜上冲症、目昏流泪症，诸书皆录于外障。黄膜上冲，云生膜内，流泪诸症，年久不愈，必变内障，故录于内障。又摘选《大全》诸症，仿照名贤应用方剂数十，皆录于上。余生好读，凡先贤医书，无不细心研究，加意察阅，有紧要可阅者，必抄录忆念，以需不时之用。

夫凡行医之道，先立普济之志，后存慈善之心，再习读医书，经络、脏腑、表里、阴阳、药性，件件要精熟，方可言医也。医者意也，性也。夫天性良善，见人病症沉痼，以怜悯心性，致于用药诊脉，时时心加战栗，不敢粗忽。如用大寒药，或大热药，或攻伐药，药味分量，无不细心斟酌，有性命之关。天性暴躁、悍猛之人，见症虚实寒热不辨，攻下开导，自谓得法。药之一下，覆水难收。轻则病加，重则伤命。于阴騭上有损焉，可不慎乎！

刘氏眼科金镜卷之三 外障备要

直隶清苑　刘耀先延年　辑著
侄男　刘鹤江
侄　刘鹤龄年松　参阅

外障论

障翳者，障遮也。眼有内障，云翳生眼光之内，谓之内障。外障者，云翳生眼光之外，遮瞳神之光，谓之外障。外障之名最多，有危险最急之症，有迟缓最慢之症。余将急险之症录于先，缓慢之症录于后，以便习斯业者易晓易用，无妄读之工矣。

夫凡赤脉翳，初从上而下者属太阳。以太阳主表，其病必连眉棱骨痛，或脑顶痛，或半边脑肿痛是也，治以温之、散之。赤脉翳从下而上者，或从内眦出外者，皆属阳明。以阳明主里，其症多热或便实是也，治以下之、寒之。赤脉翳初从外入内者为少阳，主半表半里，治以和解之。

翳膜者，风热重则生之，或瘫入眼，此肝气盛而发在表，翳膜乃生，宜发散而去之也。若用疏利，则邪气内蓄，为翳益深。邪气未定，谓之热翳而浮。邪气已定，谓之冰翳而沉。邪气牢而深者，谓之滑陷翳，当以焮发之，勿使其邪气再动、翳膜乃浮，佐之以退翳之药，而能自去也。病久者不能速效，宜以岁月渐除之。新病所表散，东垣羌活除翳汤；阳明里病从下而上者，明目流气饮；有热者，退云丸之类；焮发陷翳，《保命集》羚羊散之类。治法在人消息。若阴虚有热者，兼服神仙退云丸之类。

东垣羌活除翳汤　治赤脉从上而下，太阳寒水，翳膜遮睛，不能视物。

麻黄一钱　薄荷一钱　生地二钱　川芎　当归身　黄柏　川羌活　防风各一钱半　荆芥穗　藁本　知母酒制，各一钱　细辛四分　川花椒去目，八分

上㕮剂，白水三盅煎至八分，加芥穗再煎，去滓，食远稍服。忌酒、辛热、湿面等物。

明目流气饮　治赤脉从下而上，阳明病者。又兼月经不足，内受风上攻，眼目昏暗，视物不明，常见黑花，当风多泪，怕热羞明，堆眵赤肿，隐涩难开。或生障翳，倒睫拳毛，眼弦赤烂。及妇人血风眼。及时行暴赤肿眼，眼胞紫黑。应作眼病，并宜服之。

苍术米泔水浸一宿，土炒，二钱　细辛　牛蒡子炒　大黄　川芎　白蒺藜炒　防风　栀子炒　黄芩　菊花　蔓荆子　甘草　木贼　元参各一钱二分　草决明炒，一钱五分

上㕮剂，水二盅，煎至八分，去滓，临睡温服。

神仙退云丸　治赤脉从外走内，少阳病。并一切翳膜、内外等障，昏无光者。

荆芥穗　蛇蜕　密蒙花各二钱。此三味同甘草炼干，

拣去甘草不用　川芎　当归身各一两半　枳实　苏薄荷不见火　犀角锉末　川楝子　蝉蜕　菊花各五钱　生地酒洗，焙　羌活　白蒺藜炒，去刺　地骨皮各三钱　蕤仁生用，六钱　木贼草二两，童便浸一宿，焙干

上为细末，炼蜜为丸，每丸一钱重，米泔水调服。日进二三丸，食后服。妇人用当归汤化下，有气者广木香汤化下，佐使在人消息活变。

保命集羚羊角散　治冰翳久不去者，焮发陷翳。

羚羊角　升麻　细辛各一钱　甘草五分

上为细末，以清水煎滚送下，每服二钱。

大凡近时之医，治目病多有偏于寒凉者，每见目疾白睛红赤痛痒者，虚实不辨，寒热不分，便以寒凉之剂投之，以致饮食不甘、身体倦怠，眼目愈加不明者。当此之时，宜急服助阳活血汤挽回阳气，目病自愈矣，缓则难疗。

凡云翳症，只宜舒气和血，经云：养血去障。不可专用凉药饵人，临症宜细辨某经、某络之受病，何脏、何腑之发源，以细心详察，不可粗忽人命，与阴隲上有疑焉。云翳自火热所生，以先去翳，而后清热，不可过于寒凉，过寒则气愈不通，血愈凝滞不行，翳愈光滑难退。先立一方以备参考。

当归　川芎　羌活各三钱，渐加至五六钱者　赤芍　石决明煅　柴胡　防风　龙衣　蝉蜕　枳壳　菊花　黄芩　香附　草决明　蔓荆子

按：当归、川芎养血之圣药，同赤芍养血又兼活血。羌活、防风乃疏经之要品，有受风感寒者应用之

剂。菊花、蔓荆子能达颠顶之上，清利头目之邪热。枳壳、香附调气之总剂。柴胡、黄芩疏肝清肺，使火热不上升。二决明、蝉蜕磨云退翳，使气调血和。经络舒，肝脉平，目中诸症自愈矣。

助阳活血汤 见陷翳症。

陷翳症

陷翳者，谓目生云翳陷坑者是也。陷症种类不一，治法各异。有患目头疼生翳塌陷者，有黑珠陷坑如蹤眼者，乃凝脂翳；有花翳白陷者，有白陷鱼鳞者，各陷症按各陷症治法。有暴赤肿痛、头疼、乌珠生翳成陷者，乃血虚受风。血虚成陷，风甚作痛。有气分不舒，毒热蕴于肝胆，肝胆者血之室也，血伤故风轮多生陷翳，妇女亦多生是病。妇女有隐屈不得之情，苦乐不由己出，七情之气郁滞不舒，久则气化为热，肝经血燥，风自内生，乌珠生翳则陷是也。初则火热，肿痛口干，大便闭，小便赤，宜清肺洗肝汤。次则火退翳陷，宜柴胡复生汤、养荣汤。红肿退、疼痛止，陷不升发者，宜益精养血汤、助阳活血汤、羊肝丸之剂则愈。

《原机》论七情五贼、饥饱劳役之病：《阴阳应象大论》曰：天有四时，以生长收藏，以生寒暑燥湿风。寒暑燥湿风之发耶，而皆以时，则万物俱生发；而皆不以时，则万物俱死。故曰生于四时，死于四时。又曰：人有五脏化为五气，以生喜怒忧悲恐。喜怒忧悲恐之发耶，发而皆中节，则九窍俱生；发而皆不中节，则九窍俱死。故曰：生于五脏，死于五脏。目，窍之一也。光明视见，纳山川之大及毫芒之细，悉云霄之高，尽泉沙之深，是皆光明之所及也。或因七情内伤，五贼外攘，饥饱不节，劳役异常，足阳明胃之脉、足太阴脾之脉为戊己二土，生生之原也，七情五贼总伤二脉，饥饱伤胃，劳役伤脾，戊己既病，则生生自然之体，不能为生生自然之用，故致其病。曰七情五贼、劳役饥饱之病。其病红赤，睛珠痛，痛如针刺，应太阳，眼睫无力，常欲垂闭，不敢久视，久视则酸疼，生翳皆成陷下。目陷者，或圆，或方，或长，或短，或如点，或如缕，或如锥，或如凿。证有若此者，柴胡复生汤主之，黄连羊肝丸主之。睛痛甚者，当归养荣汤主之，助阳活血汤主之，决明益阴丸主之。以上数方皆升发阳气之药，其中有黄连、黄芩者，去五贼也。最忌大黄、芒硝、牵牛、石膏、栀子之剂，犯所忌则病愈厉。

《原机》论方中不用大黄、牵牛、芒硝、石膏、栀子之说，乃脾胃不足、中气弱者不可用也。余医此症，屡用大黄、栀子之味，犀、柏亦有用者。按症之寒热虚实，药之清下温补，病无一定之症，药无一定之方，理之活泼则已。

清肺洗肝汤 治肝肺火盛，目红肿痛，口渴便燥，黑珠生翳成陷。重者二三剂火退，则另改用。

寸冬 生地 黄芩各三钱 柴胡 生白芍 当归各二钱 川芎 薄荷 白芷 羌活各一钱半 连翘 栀子 大黄各二钱半，非便燥者不用

上剉剂，水三盅，煎至一盅，温服。

益精养血汤 治热退后，红肿减，无寒热之症，陷

翳不平。服此精益血充则愈矣。

当归　川芎　生地各三钱　白芍二钱　五味子钱半　杭萸肉　枸杞　覆盆子各二钱　羌活　防风各一钱　谷精珠一钱　玄参二钱半

水三盅，煎至一盅，温服。

柴胡复生汤　治红肿羞明，泪多眵少，脑颠沉重，睛珠疼痛，眼睫无力，常欲垂闭，不敢久视，久视则酸疼，翳陷下。所陷者或圆、或方、或长、或短、或如缕、或如锥、如凿。

柴胡一钱　苍术　茯苓　黄芩各八分　白芍　薄荷　甘草炙　桔梗各七分　羌活　独活　蔓荆子　藁本　川芎　白芷各六分　五味子二十粒

上㕮剂，水二盅，煎一盅，去滓，食后热服。

上方以藁本、蔓荆子为君，升发阳气也。白芍、川芎、羌活、独活、白芷、柴胡为臣，和血补气疗风，行厥阴经也。甘草、五味子为佐，为协诸药、敛脏气也。薄荷、苍术、茯苓、黄芩为使，为清利除热祛湿，分上下，实脾胃二土，疗目中赤肿也。此病起自七情五贼、劳役饥饱，故使元气下陷不能上升，今主以升发，辅以和血补气，导入本经，助以相协收敛，用以清利除热、实脾胃。如此为治，功效可成。睛珠痛甚者，当归养荣汤主之。

黄连羊肝丸　治目中赤脉，红甚眵多，肝经不足，风毒上攻，眼目昏暗，泪出羞明怕日，瘾涩难开，或痒或痛。又治远年近日，内外障翳，攀睛胬肉，针刮不能治者，此药治之。

川黄连一两，去须，为末　白羯羊肝一个

先以黄连研为细末，将羊肝以竹刀刮去筋膜，入擂盆中研细，入黄连末为丸如梧桐子大。每服三五十丸至七八十丸，茶清送下。忌猪肉及冷水。

上方以黄连除热毒、明目为君。用羊肝者，肝与肝合，引入肝经为使。不用铁器者，金克木，肝乃木也，一有金气，肝则畏而不受。盖专治肝经之药，非与群队者比也，肝独受邪故专治之。睛疼者加当归，名当归羊肝丸。

当归养荣汤　治睛痛甚不可忍者。

熟地　当归　川芎　白芍各一钱　川羌活　防风　白芷各七分

上剉剂，白水二盅，煎至八分，去滓温服。

上方以七情五贼、劳役饥饱，重伤脾胃，脾胃多血多气，脾胃受伤则血亦病。血养睛，睛珠属肾，令生气已不升发。又复血虚不能养睛，故睛痛甚不可忍。以防风升发生气，白芷解利，引入肾经为君。白芍药止痛、益气、通血，承接上下为臣。熟地补肾水真阴为佐。当归、川芎行血补血，羌活除风，引入少阴经为使。血为邪胜，睛珠痛者，及亡血过多之病，俱宜服也。服此药后睛痛难开，眼睫无力，常欲垂闭。不减者，助阳活血汤主之，热兼服黄连羊肝丸。

助阳活血汤　治眼睫无力，常欲垂闭，及眼发致热壅，白睛红，眵多泪，无疼痛而瘾涩难开。此服寒凉太过，而真气不能通九窍，故眼花不明。

炙甘草　黄芪　当归　防风各一钱　蔓荆子　白芷

各五分　柴胡　升麻各七分

上剉剂，水三盅，煎一盅，去滓，稍热服。

上方以黄芪治虚劳，甘草补元气为君。当归和血补血为臣。白芷、蔓荆子、防风主疗风，升阳气为佐。升麻导入足阳明、足太阴脾胃，柴胡引至足厥阴肝经为使。心火乘金、水衰反制者，亦宜服也。有热者，兼服黄连羊肝丸。

决明益阴丸　治畏日恶火，沙涩难开，眵泪俱多，久服不痊者，并皆治之。

羌活　独活　归尾酒制，各五钱　草决明一两　黄芩一两五钱　石决明　黄连酒制　黄柏酒制，各一两　知母一两　五味子　甘草　防风各五钱

上为细末，炼蜜为丸如梧桐子大，每服五十丸加至百丸，清茶送下。

上方以羌活、独活升清阳为君。黄连去热毒，当归尾行血，五味收敛为臣。石决明明目磨障，草决明益肾疗翳，防风散滞祛风，黄芩去目中赤肿为佐。甘草协和诸药，黄柏助肾水，知母泻相火为使。此盖益水抑火之药也。内急外弛之病，并皆治之。

一人患目陷翳症，发热头疼，服除风除热饮六七剂，病去大半。因内人患乳病甚重，心中急火烦躁，目病反复，日间平顺，至夜目珠痛甚，不能安眠，云翳复蒙，改汤养血汤之剂二十余服而愈。

当归三钱　川芎二钱半　麻黄三钱　细辛一钱　独活二钱　南夏枯二钱　甘草一钱半

服数付，加茯苓三钱，防风一钱半，去细辛，麻黄

减一钱。

上剂水煎温服。

气火症

气者一身之主也。气为阳，阳性急，其行速，一息能行周身，百骸九窍无所不至，身之运用、起居坐卧行动皆赖此而生者也。气血和畅、身体健壮，五脏调，六腑顺，何病之有哉！一或气之不和，血亦随之，诸病生焉。人有七情之气，怒则气上，恐则气下，思则气结，悲则气缓，惊则气乱，喜则气散，忧则气耗。七情之过者，脏腑必损。六淫之邪，乘虚袭人，百病丛生。天之六气，未必能害人，惟人以七情召之而致也。七情弗召，六邪安从及此。气之为病，轻则伤经脉，重则伤脏腑，再重则伤眼目、伤性命，人不可不戒也。七情之气郁结不舒，上升而为头脑之害，眼目必病。其为症状，白睛赤脉渐及黑珠，兼于薄云轻雾，无头疼寒热、口渴便燥之形，屡发屡止，渐渐病增。轻则年余数发，重则一月数发，宜急延名医治疗，缓则丧明必矣。宜活血清热饮，按病轻重寒热加减治之。必要德性纯粹，无劳役饥饱，兼清心寡欲，服药长久则愈矣。

《原机》论心火乘金、水衰反制之病也。此或因目病已久，抑郁不舒；或因目病，误服寒凉药过多；或因目病时，内多房劳，皆能内伤元气。元气一虚，心火亢盛，火能克金。金乃手太阴肺，白睛属肺；水乃足少阴肾，黑睛属肾。水本克火，水衰则不能克，反受火制。故视物不明，昏如雾露中；或睛高低不平，其色如死，甚不光泽，亦带抱轮而红也。口干舌苦，眵多羞涩，稍有热者，还阴救苦汤主之，黄连羊肝丸主之。无口干舌苦，眵多羞涩者，助阳活血汤主之，万应蝉花散主之。有热、无热，俱服千金磁朱丸，镇坠心火，滋益肾水，荣养元气，自然获愈。

河间府邓国宾之嫂，患是病。庚申春，就余诊治，乃火朦症。乌珠内生薄云，外有赤丝牵绊，头不痛，有时眩闷，渐渐不能睹物，四年有余。用活血清热饮服二剂，去桃仁、柴胡、茺蔚子，加麦冬、栀子、川大黄、枳壳；兼针睛明、太阳、瞳子髎数穴，外点珍珠四六丹。浃旬，翳去大半，能睹文字。其夫在京教读旋里，夫妇同回乡梓，又服药，服二十余剂不效，原方邮至另改。余改回方曰：古人治病，在于静养，内则清心寡欲，外则惜视缄光，即是良方。谨按数语，兼服点则愈矣，不然妄服无功。

活血清热饮 治七情郁结不舒，上升而为头目之病，白睛赤脉，渐及黑珠，兼于薄云轻雾，并皆治之。

当归　川芎各二钱　红花　桃仁去皮尖。各一钱半　黄芩　黄柏　黄连各二钱　赤芍　葛根　独活各二钱　石决明三钱　木贼一钱　柴胡二钱半　薄荷　蝉蜕各一钱半

上剉剂，水三盅，煎至一盅，去滓温服。

按：当归、川芎乃养血之剂；同桃仁、红花、赤芍乃活血之圣药也；黄芩、黄柏、黄连，清乎三焦之热，去白睛之赤；葛根、独活入太阳、阳明经，舒经之要药也；石决明、蝉蜕、木贼，磨云去翳之药。血和气顺，

络通翳消，诸病皆平，久服目病渐愈矣。

还阴救苦汤 治目久病，白睛微变青色，黑睛稍带白色。黑白之间赤环如带，谓之抱轮。视物不明，昏如雾露中。睛高低不平，其色如死，甚不光泽。口干舌苦，眵多羞涩，上焦应有热邪。

升麻 苍术 甘草 桔梗 柴胡 防风各五分 羌活五分 细辛二分 藁本四分 川芎一钱 归尾七分 黄连 黄芩 黄柏 生地 知母 连翘 红花各六分 龙胆草三分

上剉剂，白水二盅，煎至八分，去滓温服。

上方以升麻、苍术、甘草，培元气为君，为损者温之也。以柴胡、防风、细辛、羌活、藁本诸升阳化滞为臣，为结者散之也。以川芎、桔梗、红花、归尾，行血脉为佐，为留者行之也。以黄连、黄芩、黄柏、知母、连翘、生地、龙胆草，除热邪为使，为客者除之也。奇经客邪之病，强阳搏阴之病，服此亦俱验。

万应蝉花散 治大人小儿、远年近日，一切风眼、气眼，攻注昏眼。睑生风粟，或痛，或渐生翳膜，或久患头风，牵搐两目，渐渐细小，并宜治之。若常服此祛风、退翳、明目。

石决明煅，研极细，一两五钱 蝉蜕去土，五钱 当归身 甘草 川芎 防风 白茯苓 羌活各一两 苍术米泔制，四两 蛇蜕炙，三钱 赤芍三两

上为细末，每服二钱，食远临卧米泔调下，热清茶亦可。

上方用蝉蜕，又用蛇蜕者，取其重脱之义，以除翳

为君也。川芎、防风、羌活，皆能清利头目为臣也。炙草、苍术通脾胃，又脾胃多气多血，故用赤芍活血，当归身补血为佐也。石决明镇坠肾水，益精还阴，白茯苓分阴阳上下为使也。亦治奇经客邪之病耳。

黄连羊肝丸　**助阳活血汤**俱见陷翳症

千金磁朱丸见瞳仁散大症

胬肉攀睛症二种

胬肉攀睛有二症。一有心火太盛，由性躁暴悖，恣嗜辛热之人多患此。胬肉起自大眦，继则白睛红赤，甚则胬肉壅起，黑珠低陷，以针挑破出恶血，内服驱风除热饮。胬肉长久不退，黑睛生翳，不一二日，遮满乌珠，不易消除，急按热之轻重，加减治之。外洗磨云退翳之品，徐徐治之。此症亦有气分不舒，血虚所致也，宜宁心和血汤主之。是症之虚者，十无一二；症之实者，十有八九。一有奇经客邪之症，出于五脏六腑经络之外，犹天之日月星辰之外，别有天河一道；地之山川、河海之外，另有五岳数丘。人之五轮八廓、十二经络之外，有奇经八脉，曰阴跻、阳跻、阴维、阳维、冲、督、任、带。八脉受病不恻，邪客于足阳跻，入头属内眦，合于太阳。阳跻而上行入目内眦，即生赤脉，根生瘀肉，瘀肉生黄赤脂，脂横侵黑睛，渐蚀神水，此阳跻为病之次第也。或兼锐眦而病者，以其合于手太阳故也。锐眦者，手太阳小肠之脉也。锐眦之病必轻于内眦者，盖枝蔓所传者小，正受之者必重也。此症亦呼为瘀肉攀睛症，宜还阴救苦汤、拨云退翳丸、栀子胜奇散、万应蝉花散，吹霞散点之，磨障灵光膏主之。是症多有用药不效者，惟以钩割之法，先用白矾不拘多少，热水泡化，以新羊毛笔蘸矾水于胬肉上，其肉始能皱起，然后易于下手。用锋锐针穿入胬肉中，上下露针，横于眼胞上下担定，方用小锄刀，从中锄至近黑珠边，微微轻治搜拨，不可碍动黑珠。将胬肉搜尽，用刀割断，或用小花剪剪断亦可。万不宜碍动大小眦头红肉，乃心之精华，若或伤之，轻则成漏，重则伤性命。慎之，慎之！如割后血流不止者，用绵纸揉软、蘸水拭之即止。亦有按内障眼法，用凉水洗，洗定方割，割后方洗，仍用前药饵之。

驱风除热饮　治心肺火热，口渴便燥，眵泪交流，头疼者服之。此症亦有虚寒者，慎之。

黄连　红花各一钱　栀子　黄芩各三钱　芥穗　川羌活　赤芍　薄荷　防风各二钱　川大黄三钱　犀角一钱　归尾二钱　木贼一钱五分

上剉剂，水三盅，煎至一盅，温服。

宁心和血汤　治血虚神志不定，服凉药不效，宜服。

当归二钱半　川芎　石菖蒲　菊花各二钱　远志　枸杞　麦冬　白茯苓各三钱　甘草炙，一钱五分

上水煎，食远温服。

吹霞散　专点攀睛胬肉，星翳外障。

白丁香一钱　白及　白牵牛各三钱

上研细腻无声，放舌上试过无滓，方收贮，每日点三次，重者不出一月痊愈。

拨云退翳丸 治阳跻受邪，内眦即生赤脉，赤脉生瘀肉，瘀肉生黄赤脂。脂侵黑睛，渐蚀神水，锐眦亦赤，俗呼名攀睛。

白蒺藜 当归 川芎各一两五钱 川椒七钱 甘菊花 地骨皮 荆芥各八钱 木贼 密蒙花 蔓荆子各一两 蛇蜕 甘草各三钱 天花粉六钱 蝉蜕 楮实子 黄连 苏薄荷各五钱

上为细末，炼蜜为丸二钱重，每服一丸，食后临睡茶清送下。

栀子胜奇散 治一切赤脉缕睛，风热痛痒，胬肉攀睛，眵多泪涩，羞明怕日难开。

白蒺藜炒 蝉蜕 谷精珠 甘草 木贼 草决明 菊花 黄芩炒 栀子 川芎 荆芥穗 羌活 密蒙花 防风 蔓荆子各等分

上为细末，每服二钱，食远临睡热茶调下。

磨障灵光膏 亦治攀睛胬肉，眵多泪涩，羞明等症。

羊脑甘石六两，另黄连一两剉，置水内，烧甘石通红，淬七次 黄丹三两，水飞 硇砂 白丁香取末 海螵蛸末 轻粉各一两 麝香另研，五钱 川黄连一两，童便浸一宿，晒，为末 当归身二钱 龙脑少许 乳香五钱

用好白蜜十两，或银器，或砂锅内，熬五七沸，以净纸搭去浮面之蜡，将诸药掺入，用柳枝搅匀。次入黄丹，再搅，慢火徐徐搅至紫色，却将麝香、乳香、硇砂和匀，入上药内，以不粘手为度。急丸如皂角子大，以纸裹之。每用一丸，新汲水化开，旋入龙脑少许，时时

点翳上。

上方以黄连去邪热，主明目为君。以黄丹除毒除热，炉甘石疗湿收散为臣。以当归和血脉，麝香、乳香诸香通气，轻粉杀疮为佐。以硇砂之能消，海螵蛸之磨障翳，白丁香之消胬肉，龙脑之散赤脉、去障翳为使也。

还阴救苦汤 万应蝉花散俱见气火症

暴风客热症附肿胀如覆杯

暴风客热者，乃久郁热邪客于经络，伏而不发，复感风邪，卒然而起，风乘火势，火借风威，风火互相鼓扇也。是病之发者，胞肿胀如覆杯，目珠热痛，眵泪如糊，心烦口渴，便燥。此症之害最急，甚于胬肉攀睛。一二日之间，乌珠凸凹，风轮有损。宜急速治疗，缓则虽有卢扁之能妙，不能复痊矣。宜驱风除热饮主之，次服洗心散、洗肝散。

按：此病最危险，以上三方按病之轻重，酌量选用。宜急服数剂，待胞肿渐消，眵糊稍减，口渴便燥微和，以改服清润之品，清热四物汤，有翳加木贼、蝉蜕、石决明、草决明之类。以细心参阅，在于心神活泼，不可专以书为拘执矣。

一人患此病，胬肉骤起分许，肿胀如覆杯，眵泪如糊，交流太过，不甚疼痛，三日右目已损，左目微现病形。服龙胆泻肝散、洗心汤数剂，烦渴眵糊转增，改服滋阴养血数十剂而愈。

一小儿患类胞肿如覆杯症，不甚疼痛，眼睛突胀有六分许，服龙胆清热饮，十余剂而痊。非肿胀如覆杯症。肿胀如覆杯症，乃眼胞肿胀，不能翻开，疼痛之甚，眵泪交流。医者宜细心审视，不可执泥概治，是为良医。

龙胆清热饮

龙胆草　栀子　连翘　金银花各二钱　赤芍　归尾　木贼　葛根　柴胡各一钱半　甘草　荆芥各一钱　蝉蜕一钱

水煎温服。

清热四物汤　治热退肿消，口和便润，眵泪减少者服。

生地　麦冬　栀子各三钱　当归　川芎　防风　羌活各二钱　知母　杭白芍各二钱半　甘草一钱

水三盅煎至一盅，食后温服。

局方洗心散　热胜者服。治风壅壮热，头目昏痛，肩背拘急，肢节烦疼，热气上冲，口苦唇焦，咽喉肿痛，痰涎壅滞，涕唾稠粘，心神烦躁，眼涩睛疼，及寒热不调，鼻塞声重，咽干渴，五心热，小便赤，大便秘。并宜服之。

荆芥穗　甘草　当归　大黄　赤芍　麻黄各六钱　白术一钱　栀子三钱　黄连四钱

上为末，每服二三钱，生姜、薄荷煎服。

以白术合大黄入心，故名洗心。

洗肝散　治风毒上攻，暴作目赤，肿痛难开，瘾涩眵泪交流。

薄荷叶　当归　羌活　甘草　栀子　防风　大黄

川芎各等分

上为末，每服二三钱，食远沸汤调下。

驱风除热饮见上胬肉攀睛症

头痛症

头为天象，六腑清阳之气、五脏精华之血皆会于此。故天气六淫之邪、人气五贼之变，皆能相害。或蔽覆其清明之气，或瘀塞其经络之血，与气相搏，郁而成热，脉满而痛，邪气稽留而气血乱则痛。《内经》论头痛，风也、寒也、痰也、虚也。运气论头痛十条，皆六气相侵，与真气相搏，经气逆上于清道，不得运行，壅遏而痛也。有正头痛，有偏头痛，有眉棱骨痛。头痛日久，眼目必病。眼目内外诸症，多有因头痛而生者。头痛不已，左痛害左目，右痛害右目，左右俱痛，二目并损。若痛从中间及眉棱骨发者，有在上星穴发者，两目俱坏。亦各因其人之触犯感受，左右偏盛，起患不同，迟速轻重不等。风之害人尤惨，头痛自有多因，而古方每用风药何也？高巅之上，惟风可到。味之薄者，阴中之阳，自地升天者也。须知新病而暴者，但名头痛；深远而久者，名为头风。风生于春，在脏属肝。目者肝之窍，风动则邪害空窍，故目病。察因外、因内，分虚实之证，胸中洞然，则手到病除矣。

——风湿挟热，年深偏正头痛，或脑痛，或痰厥痛，或心烦痛，俱用东垣清空膏。

——因风伤太阳经头痛，抽掣恶风，夜寒热，宜羌活芎膏汤。

——少阳头痛，寒热而呕，宜柴芎汤。

——太阴头痛，腹满不食，腹痛，宜苍术汤。

——厥阴头痛，四肢厥逆，呕吐痰沫，吴茱萸汤。

——宿痰头痛，昏重欲呕，宜茶调散吐之。吐后宜导痰汤治之。

——血虚头痛，善惊，宜圣愈散主之。

——伤寒头痛，恶寒战慄，宜麻黄汤主之。

东垣清空膏 丹溪曰：东垣清空膏，诸般头痛皆治，惟血虚头痛，从鱼尾相连者勿用。

羌活 防风各一两 柴胡七钱 川芎五钱 黄连一两，炒 甘草炙，一两半 黄芩二两，一半生，一半酒制

上为细末，每服三钱，茶调如膏，临卧白汤送。

羌活芎藁汤 治太阳经头痛，夜热恶寒。

半夏姜汁炒 杏仁去皮，炒 川羌活 川芎 防风 甘草 白芷 广陈皮 桂枝各二钱 藁本一钱半

上剉剂，水煎服。内热加酒黄芩。薄荷、生姜煎服。

柴芎汤 治少阳经头风，头痛，寒热而呕。

川芎 白茯苓 苏薄荷 细辛 制半夏 黄芩 炙甘草 广陈皮 蔓荆子各二钱

上剉剂，生姜三片、白水二盅煎至八分，食后服。

苍术汤 治太阴经头痛，腹满不食。

苍术 白芍 枳壳 白茯苓 白芷 川芎 广陈皮 半夏 升麻 炙甘草各等分

上剉剂，水三盅，煎一盅，温服。

吴茱萸汤 治厥阴经头风头痛，四肢厥，呕吐痰

沫。

半夏姜制　吴茱萸　川芎　炙甘草　人参　白茯苓　白芷　广陈皮各二钱

上剉，生姜三片水煎，食后温服。

茶调散　治风上攻，头目昏痛，宿痰。

黄芩酒浸，炒，二两　川芎一两　细茶三钱　白芷五钱　薄荷三钱　荆芥穗四钱

上研细末，每服三钱，茶送下。若有宿痰，用探吐法吐之。

导痰汤　治痰饮头痛，宿痰头痛。

清半夏四钱　南星　枳实　茯苓　橘红各一钱　甘草五分　黄芩二钱

上剉剂，水三盅，煎一盅，加竹沥一钱，温服。

圣愈散　治血虚，善惊头疼。

当归　川芎　白芍　生地各二钱半　川羌活　防风　菊花各一钱五分

上水煎温服。

麻黄汤　治伤寒太阳头疼，恶寒战栗。

麻黄四钱　桂枝三钱　杏仁二钱　甘草二钱

上剉，先煎麻黄去浮沫，次下后三味，煎至一盅温服。

蟹睛症附黑翳如珠症

蟹睛者，由肝肾邪热，上升蒸灼，睛珠破坏，神膏绽出，如蟹之目珠，苗大根小，故名蟹睛。有乌珠生翳，从翳中绽出，黑睛如珠如豆，名黑翳如珠。一有陷

翳，从陷中绽出者，与黑翳如珠症同形异。其症不一，有如腐肉，久则脱落；有如水泡，用小锋针挑破流清水，水尽则平复，缓又起。皆由热邪郁蒸之患。有虚实二症，虚者软而不疼，来迟可去；实者坚而多痛，来速难去。急治难免瘢痕矣。宜服龙胆泻肝汤，虚者舒肝理气汤，阴虚火动者清肾汤主之。

龙胆泻肝汤 治肝肾热邪上冲，目生蟹睛，疼痛难忍者服之。

龙胆草 栀子 地骨皮 车前子各二钱 知母 茺蔚子各一钱半 大黄一钱半 玄明粉 白芍各一钱

上剉剂，水三盅煎一盅，温服。

舒肝理气汤 治肝气不舒，目生蟹睛，不痛者服。

远志 人参 桔梗各二钱 赤芍 防风各一钱半 黄芩二钱半 当归 羚羊角各一钱

水煎，食远温服。

清肾汤 治阴虚火动生蟹睛者服之。

当归 川芎 枸杞子各二钱 茯苓三钱 木贼 菊花 密蒙花各一钱半 石决明 知母 黄柏各二钱半 防风一钱

上剉剂，水三盅，煎一盅，温服。

旋胪泛起症附旋螺尖起症

旋胪泛起者，热积于肝胆，上攻睛珠，风轮胀起，瞳仁变青白色，忽然凸起，血丝缠绕，状若螺尾。傅氏曰：此症气轮自平，惟风轮高耸而起，或从风轮左边突起者，亦有右边突起者，乃肝气独盛，胆液涩而肝血滞，火郁风轮，肝胆火胀而起。或从上边起，或从下边起，或从左起，或从右起，各随火之所致。亦有从风轮中间起者，而风轮俱突起，顶尖，名旋螺尖起症，不易愈也。若日久不愈，须用小锋针针入出恶水，用纸封固，避风谨养，十余日可也，顶尖平复则效矣。宜服清热凉肝散、郁金散。

清热凉肝散 治肝胆热邪上攻，风轮泛起者服。

黄连酒炒 黄芩 木贼各二钱 陈皮 菊花 赤芍 薄荷 防风各一钱半 大黄 栀子各二钱 甘草 元明粉各一钱

上剉剂，水三盅，煎至八分，温服。

郁金散 治旋螺尖起，内热口燥，睛珠疼痛。

黄芩 郁金 大黄各二钱 防风 栀子 当归 川芎 赤芍 龙胆草各一钱半

共研粗末，每服三钱，水煎服。

突起睛高症

突起睛高，因五脏毒风所蕴热邪，加之肝火攻击所致也。初起麻木疼痛，汪汪泪出。病势汹涌，卒暴之症，令人莫测。有因花柳之毒而突起者。按花柳症治之，以急清热解毒。若稍迟，睛高寸许，极险之症。须用小锋针针出恶水，疼痛方止。宜服疏肝散。

疏肝散 治五脏毒热，睛高突起。

生地 栀子 连翘各三钱 当归 赤芍 菊花 羌活 桑螵蛸 茺蔚子各一钱半 防风 荆芥 木贼各二钱 龙胆草二钱

上剉剂，水煎服。

理肝清热饮 治五脏热邪，肝火攻击，致乌珠突起、睛高胀痛者服之。

连翘 栀子各二钱半 犀角一钱 赤芍 防风 当归 柴胡各二钱 天花粉三钱 甘草一钱

上水三盅煎至一盅，温服。

珠突出眶症

珠突出眶与突起睛高症，外同内异。突起睛高乃热邪攻击，睛胀慢慢泛起。此症因元精亏损，精华败极，素无神光。有揉按而出者，其人不久必死。有醉酒怒甚，以及呕吐极而突出者。有患病热甚，致关格亢极而胀出者。皆水衰液少，精血亏损，故脉络柔脆，火无从出，致睛珠突出者。有因打扑而出者，此亦偶然之祸。凡出，乘热纳入，脉络未断，亦可复明。宜服清热饮、固本汤。

加味清热饮 治醉后暴怒病，热亢极者服。

生地 生白芍 栀子 归尾 玄参 川军 木通各三钱 黄柏 知母各二钱半 丹皮二钱

上剉剂，水煎温服。

固本汤 治元精亏损，精华败极，水衰液少，血虚不上荣者服之。

枸杞果 丹皮 玄参 杭萸 茯苓 栀子各二钱半 赤芍 当归 薄荷各二钱

上剉剂，水三盅煎服。

眼睛肿胀突出，因热者，用新汲井水一盆，频频就洗，换水数次，眼睛自入。

又方 用麦冬、桑白皮、栀子水煎温服。

瘀血灌睛症

瘀血灌睛，初起白睛红赤，次则紫胀，与赤丝紫虬胀症相仿，皆缘热邪郁蒸，败血灌入睛中，经络滞塞不通之故也。其症状白睛如虬形，胀起分许，久则紫黑。宜针刺破出恶血，服活血清热之品。失治必有变症，睛珠损伤之患，悔之无及。日久胞内必生瘀滞，可翻胞内视之，或生椒疮、粟疮，或生鸡冠蚬肉。用开导之法，以防不虞之变。宜服清热活血饮、宣明丸。

清热活血饮 治瘀血灌睛，白珠紫胀者服。

生地　黄芩　栀子各三钱　龙胆草　赤芍　归尾各二钱　红花一钱　槐花　防风　荆芥各二钱　甘草一钱　金银花二钱半

上剂，水三盅，煎服。

宣明丸 治眼瘀血灌睛，赤肿涩痛，火热壅上。

赤芍药　当归尾　黄连　川大黄　生地　薄荷　黄芩　川芎各等分

上为细末，炼蜜为丸如桐子大，每服三钱，米饮送下。

血贯瞳神症

血贯瞳神，乃胆肾真精有损，清纯元阳正气耗散，致瘀血流入睛中，清浊相混，红光满瞳，视日矇矇如隔雾，看物冥冥似云生。此症最险，急治可救，缓则难痊，多有命不能长久者。人多以瘀血贯睛症为血贯瞳神，非也。瘀血灌睛乃白睛由瘀血所灌，紫胀如虬；此是瞳仁黑莹一点鲜红血色，遮盖神光。宜坠血明目丸、没药散。

坠血明目丸 治真阴不足，正气耗散，血贯瞳仁服之。

细辛 人参各一钱 五味子八钱 川芎 赤芍 牛膝 生地各二钱 知母 归尾 空青各一钱 石决明二钱半 山药二钱

上剉剂，水煎服。

没药散 治血贯瞳神。

没药 血竭 川大黄 朴硝各二钱

共研细末，每服二钱，水酒各半调服。

色似胭脂症

色似胭脂，此症之起，不疼、不痒、不胀、不肿，惟白睛不论上下左右，但见一点红似胭脂者，因以形为名。由小而大，重及满珠。非若他症目赤，先浅红后深红。此症初起，色似胭脂，久则紫黑色。皆血热妄行，不循经络，偶然邪热客肺经而成此患。多有因嗽而起者，乃风热在肺。或有因大病之后，热留经络而成者。按病施方，不可拘执，在人活法。宜活血退赤散，热甚犀角活血汤主之。

加味活血退赤散 治色似胭脂症，因肺热干嗽者治之。

桑白皮炙　甘草　牡丹皮酒洗　黄芩酒炒　天花粉　桔梗　赤芍　归尾　栀子炒黑　红花　玄参　生地

上剉，水三盅，煎一盅，温服。

犀角活血汤　治热毒上攻，白珠如胭脂者服之。

犀角一钱　生地　丹皮各二钱半　归尾　桃仁　红花　赤芍各一钱半

上剂，水三盅，煎一盅，温服。

一童感受风邪，咳嗽数日，忽眼患色似胭脂症，就余治疗，以活血除热之剂数付痊愈。

生地三钱　黄芩二钱半　红花一钱　赤芍一钱半　葛根二钱　防风一钱半　杏仁一钱半　白果二钱　广皮一钱半　川芎一钱　栀子二钱　川贝母二钱

白水煎，温服。

痛如针刺症

痛如针刺，皆因心脏伏于毒风，壅于膈间，目眩头痛，夜卧涩痛，泪出难开，有时如针刺相似。亦有目不赤不眩，蓦然一二处如针刺，亦心经流火所致也。有兼淋浊之病，荣血不上潮于目，而如针刺之痛者。宜泻心汤、八正散。

加味泻心汤　治心热伤肺，火炎上攻，目痛如针刺。

黄芩　川大黄　桔梗　知母　马兜铃　玄参　防风各二钱　栀子　生地各三钱

上剉剂，水煎，食远温服。

八正散　治心热冲眼，赤肿涩痛，热泪羞明。兼治命火上冲，一切蕴毒，咽干口燥，大渴引饮，心烦面赤，烦躁不宁，唇焦鼻衄，口舌生疮，咽喉肿痛，小便赤涩或癃闭不通，及热淋、血淋，并宜治之。

滑石 甘草梢 川大黄 木通 瞿麦 车前子 栀子炒 扁蓄各等分

上为末，每服五钱，水二盅，灯心五分，煎至八分，去滓温服。

撞刺生翳症

撞刺生翳，无论磕伤，打伤、刺伤、滑伤皆能生翳。有被物触伤之轻浅，内心肝有热，因之生翳。有被物伤之重者，睛珠变色，养之自愈，因脏腑无病之悻矣。伤之再重者，轮廓破损，青白汁流出，神膏俱损，不能治疗。触伤之轻者，或感风寒，或脏腑有热，日后生翳。按刺伤感风寒、内热兼治之法，不可拘一定之专方饵人，在人之活法，以慎思明辨，岂可轻以人命为试哉！宜和血益损汤、经效散。

加味和血益损汤 治打伤，眼目生翳者服之。

杭白芍 川芎 当归身 熟地 大藁本 荆芥 防风各二钱半 生地三钱 独活二钱

上剉剂，白水二盅，煎熟去滓，温服。有热血郁，加川大黄，以行血泻热矣。

经效散 治眼因打撞刺生翳，疼痛无时，经久不安，复被物之所击，兼为风热所攻，转加痛楚，不能睁开见物等症。

柴胡一两 犀角三钱 赤芍 当归尾 川大黄各三

钱　连翘　甘草各二钱半

上为末，每服三钱，白水二盅煎，食远服。

芙蓉膏　治打扑损伤，眼胞赤肿疼痛。

鲜芙蓉叶　鲜生地黄各等分

上二味，共捣烂，敷眼胞上，无鲜者或为末，以鸡蛋清调匀敷亦可。

痒极难忍症

痒极难忍者，缘肝胆虚热所致也。或感冒风邪上潮，目病极痒。经云：肝经实热多痛，肝经虚热多痒。傅氏曰：眼痒病源不一，有风邪之痒，有邪退火息，气血得行，脉道畅而痒；有病之目，日久不治而作痒者，痒一番则病重一番。若医治用药后而作痒者，病必去速。若痒极难当，时时频作，目觉低陷者，命亦不久矣。有痒极而目脱者，死期近矣。泪多血虚，夹火亦作痒。大抵目痛属实热，目痒属虚热。虽火乘虚，而非本经病也。

苦参止痒散　治目痒极难忍者服。

苦参　藁本　川乌　川芎　荆芥穗各二钱　羌活　防风各一两

上为细末，每服三钱，食后服。

人参羌活汤　治肝虚热，涩痒昏矇。

人参　茯苓　羌活　独活　地骨皮　川芎　柴胡　桔梗　甘草　枳壳　前胡　天麻各二钱

上剉剂，水二盅煎，去滓温服。痒甚者加防风、荆芥穗。

赤膜下垂症

赤膜下垂者，赤脉从白睛贯下，黑珠上边白际起障一片，外有赤丝牵绊，胀大泪涩，头疼珠疼，病急有变症不测。亦有珠不痛、头不痛，如无他症，或只色赤而生薄障，障上仍细丝牵绊；或于丝下障边仍起星点。此症火在内滞之患，其病尚轻，治亦当善。盖无形之火，潜在膏内，故作是症，与气火眼相仿。此症之起，从风轮上边白际垂下薄云，赤丝牵绊。气火眼，满珠薄云，外有赤丝牵绊。大同小异，各症有各症之形状。肄斯业者，以细心详察，岂可鱼目混珠。大抵白珠上边赤脉垂下至黑珠，不论厚薄多寡，但有疼痛虬赤，便是凶症。此虽系湿热在脑，幽隐之火，深潜在络，一旦触动，则病即生。轻者消散则愈，重者开导便退。宜服：

加减皂角丸　治内外一切障翳，赤膜下垂，幽隐之火潜在络内，兼治内障诸症。

川山甲炒　蝉蜕　白术土炒　玄精石　当归　谷精珠　茯苓　木贼　赤芍各一两　蛇蜕七条　连翘一两半　刺猬皮蛤粉炒　红花　龙胆草　菊花各一两半　人参　川芎　栀子各五钱

上为细末，用牙皂二条烧存性，和匀，炼蜜为丸桐子大，每服三十丸，杏仁汤空心下。

舒经活络饮　治赤膜下垂，无形之火。

赤芍二钱　红花一钱半　归尾　龙胆草　栀子各二钱　黄连一钱　枳壳二钱　蛇蜕一钱　蝉蜕一钱　川山甲三分，炒上剉剂，水三盅，煎一盅，温服。

状若鱼胞症

如鱼胞症，此气轮肿起，不紫不赤，或水红色，或淡红色，状若鱼胞，乃气滞火壅、郁结不行所致也。初则头不疼，惟白睛胀满，泛起如鱼胞，只宜清肺凉心则愈。久则头疼，眵泪交流，心烦便燥而生赤脉者，以防不测之变，宜服玄参饮。

加减玄参饮 治肺脏积热，白睛肿胀，遮盖瞳仁，开张不得，赤涩疼痛。

玄参 防己 羚羊角 沙参 车前子 栀子 桑白皮 大黄 杏仁 知母各二钱 火麻仁 寸冬各二钱半

上剂水煎温服。

洗眼青皮汤 治白睛肿胀，赤涩疼痒。

蕤仁去壳，捶碎 桑白皮 青皮 玄参 大黄 栀子各一钱 明白矾六分 胆矾五分 海螵蛸一钱 青盐三分 竹叶五分

上剂水煎，滤去滓，淋洗。

暴赤生翳症

暴赤生翳，其证赤肿生翳，痒痛难当，时流热泪，羞明怕日，乃心肝风热上攻所致也。与暴风客热不同。暴风客热，乃久郁热邪，客于经络，又复受暴风而病作焉。肿胀如覆杯，眵泪如糊。此症之发，痛痒并作，头亦痛，胞内俱红赤，如风粟刺状。宜三黄清热饮、镇肝丸，外以劆洗法。

三黄清热饮 治暴赤生翳，痛痒难当，心肝风热之症。

黄连 黄芩 川大黄 朴硝各二钱 防风 玄参 荆芥 赤芍各一钱半 木贼二钱 蝉蜕一钱

上剂，水三盅，煎八分，食后温服。

镇肝丸 治眼赤痛痒，头亦痛，胞内生风粟者服。

藁本一两半 细辛三钱 人参 茯苓 山药 车前子 五味子各三钱 川羌活一两 石决明二两 红花八钱 银花一两 连翘一两

上为细末，炼蜜为丸如桐子大，空心茶清送三钱。

劆洗法 以小锋针微刺之，或轻挑之，或亦灯草微刮之。

拳毛倒睫症

倒睫拳毛之症，由弦紧皮松，故拳毛倒入刺睛，沙涩难开，扫成云翳，眼胞赤烂，痒而兼疼。此乃脾热肝风合邪所致，或兼酒欲、风霜、劳苦。初则翻胞，用针横刺，左手大指甲以迎针头，出紫黑血而愈。内服加味流气饮、细辛汤，外敷紧皮膏，效，用竹夹法、金石斛膏。

加味流气饮 治怕日羞明，眵泪沙涩难开，睛珠赤疼，或成翳障，眼皮紧急以致倒睫拳毛服之。

荆芥 栀子 细辛 赤芍 木贼 玄参 牛蒡子 蔓荆子 川芎 当归 苍术各二钱

上剂，水煎八分，温服。

细辛汤 治风热上攻，头目昏暗，拳手倒睫之症。

细辛　防风　茺蔚子　知母　玄参　大黄　羚羊角　红花各二钱

上剂，水三盅煎至一盅，去滓温服。

紧皮膏　治弦紧皮缓，拳毛倒刺，扫成云翳。

石燕一对，煅　石榴皮　五倍子各二钱　黄连　明矾各一钱　刮铜绿五分　正阿胶　鱼胶　龟胶各三钱

以上除六味共为末，用水四碗入铜勺内，文火煎熬，以槐柳枝搅为糊，入胶成膏，方入冰、麝各三分搅匀，瓷器收贮。将新笔涂上下眼皮，每日涂三五次，干而复涂，毛自出矣。凉天可行此法，三日见效。轻者三十日令出，重者五十日向外矣。

金石斛膏　亦治皮缓弦紧症。

金石斛一两　川芎一两

将二味入砂锅内，或铜锅，文火熬百沸，去滓，再入锅内细火熬成膏，涂上下眼弦。

竹夹法　用竹管破开削平，长寸许，亦有用当归煎汤浸一日夜用，无毒。再用丝绳一条，一头缚定，夹眼皮上，松再多夹，拭之，拳毛翻出为定。两竹头紧紧缠住，俟半月前后，肉自落矣。

皮紧缩小症

皮紧缩小之症，乃眼干皮紧、泪少不润之症也。其源皆由精血不足，血液衰耗，妇女哭泣，伤泪太多，思虑忧愤过甚；或倒睫夹法过伤，或劆洗甚重，皆能伤血耗液，荣养失宜，精汁不能上潮。《经》云：目得血而能视。因精血不足，目渐昏昧，故干涩皮紧，宜养血升

阳。久久服药，兼清心寡欲，惜视缄光，亦可复初。与干涩症大同小异，治宜斟酌。宜服神效黄芪汤、养血升阳汤、东垣拨云汤。

加味黄芪汤 治两目紧涩缩小，羞明畏日，瘾涩难开，视物无力，睛痛昏花，或目中热如火，服之神效。

蔓荆子 黄芪炙，各一钱 人参 甘草 白芍各一钱半 陈皮一钱 当归二钱 防风一钱半

上剉剂，白水二盅煎至八分，去滓。如热甚加黄柏、知母各一钱。

养血升阳汤 治血少，眼干皮紧，泪不润濡，不能久视，眼睫昏乏。

当归 川芎 白芍各二钱半 五味子一钱 枸杞子 防风 川独活各一钱半 熟地二钱半 蔓荆子一钱

上剂，水三盅煎一盅，食后温服。

东垣拨云汤 治皮紧缩小，荣养失宜，精汁不能上潮润濡也。

黄芪炙 柴胡各一钱五分 细辛五分 葛根 川芎 藁本 当归各一钱八分 荆芥穗 知母 升麻炙，各一钱 甘草五分 川羌活 防风 黄柏盐水炒，各一钱半

上剉剂，白水二盅、生姜三片煎，去滓温服。

胞翻粘睑症

胞翻粘睑者，乃睑皮翻出向外，上下胞俱赤，眵泪淋漓。缘胃肝风邪攻击之症。内胞瘀滞，盈满壅翻，不能复合。亦有看病翻出不能复合者，如舌舔唇之状。内服除风饮、龙胆草丸，外以劆洗之手法，割之则愈。

加味除风清热饮 治胞翻粘睑，风邪攻击之病。

天麻 防风 全虫 五味子各一钱半 细辛五分 赤芍 乌蛇 黄芩 大黄各一钱 川独活一钱半

上剂，水三盅煎至一盅，食后温服。

龙胆草丸 治胞翻，眼皮赤烂成疮症。

苦参 龙胆草 牛蒡子炒，各等分

上为细末，炼蜜为丸如桐子大，每服二十丸，食后米饮送下。

眼 壅 症

眼壅之症，白珠壅起，肿胀坚滑，无眵泪，无疼痛，头亦不痛，身亦不热，形类肿胀如覆杯之症，形类病异。肿胀如杯症，胞眼俱肿，眵泪如糊。此则病生于白珠，如气吹之状，胞不甚肿，其实内胀之致也。缘气分郁滞之病，甚则白珠胀起分许。宜疏气开郁破滞，次则开导手法则愈。有畏开导法者，变症生焉。不可误认胬肉攀睛症，宜细心察阅。各症有各症之形，金玉自有分别也。宜加减流气饮，外洗荆防赤芍汤。

加减流气饮 治白珠肿胀，无疼痛，睁合不便，服。

广木香 枳壳 青皮 苍术各一钱半 细辛五分 牛蒡子炒 川芎 防风 蔓荆子 栀子各二钱 白菊花 木贼 玄参 连翘各一钱半

上剂，白水三盅，煎至一盅，空心温服。

荆防赤芍汤 洗眼壅骤起症。

赤芍 荆芥 防风各二钱 明白矾五分 木贼 海

螵蛸　青盐　杏仁各一钱　胆矾四分

上剂，水煎，用新绵蘸水频频洗目数次。

疮　疡　症

朱丹溪曰：痈疽皆因阴阳相滞而生。盖气阳也，血阴也，血行脉中，气行脉外，相并周流。寒与湿抟之则凝滞而行迟，为不及。热与火抟之，则沸腾而行速，为太过。气行邪而郁，津液稠粘，为痰为饮，积久渗入脉中，血为之浊，此阴滞于阳也。血得邪而郁，隧道阻滞，或溢或结，积久渗出脉外，气为之乱，此阳滞于阴也。百脉皆由于此不止，痈疽而生也。

《内经》曰：营气不从，逆于肉理，乃生痈肿。又曰：诸痛痒疮。外科方症，至为繁多。兹取可通用者，量录数方，以备缓急。其余各疽，各有专方，不可多录。若夫泻热解毒、活血托里之剂，多散见于诸门，惟在用者之圆通而已。

疮毒害目症

此脸生恶疮，害目之由。疮疡者，毒火也。火邪郁于经络，久而不发，必生疮疡疖毒。疮之大小不等，痛痒轻重不同。有生于目眶左右者；有生于唇口之上，坚硬疼痛者，或生于两腮上下，或生于鼻端两旁，肉血溃烂、腥臭难堪。必然侵淫清和纯阳正气，目病生焉。或先瘀肉，次后障翳，疼痛肿胀，眵泪频流。宜服活血解毒饮，外敷化毒散。

活血解毒饮　治眼、脸生恶疮，疼痛肿痒，毒火太盛，致成眼病，满珠云翳，服之消疮毒，退云翳。

当归二钱　生地　金银花　连翘　天花粉各三钱　川芎　赤芍　黍（鼠）粘子各二钱　防风　川独活　蝉蜕　木贼各一钱半

上剂，白水二盅煎至八分，食后温服。毒火不退加黄连一二钱、栀子二三钱。大便燥实，加川大黄三钱。随加减无不效矣。

化毒散　治脸生疮疖，脓血频流，敷此药清热解毒。

乳香去油　没药　轻粉　黄柏　青黛各等分　松香少许

共研细末，搽疮处。

椒疮症

夫椒疮生于胞内，红而坚硬，形似椒粒，故名曰椒疮。因常常患目病，热郁留闭眼胞之内，伏而不发，又感风燥血凝而成。沙涩难开，泪多酸疼。人多以灯心草扫破，或用针轻刺，稍平出血则效。不可过伤出血太多。《经》云：目得血而能视。血过损而光华衰弱，昏眇暗昧之症必矣。及年限深久，胞内成木板之状，或疙瘩高低不平，非劆洗法不愈。内服：

加味活血饮　治椒疮坚硬，沙涩难开睁。

当归　赤芍　红花　金银花各二钱　栀子　黄芩　连翘各二钱半　白芷　防风各一钱半　生地三钱　天花粉二钱半　甘草一钱　牛蒡子一钱半

上剂，白水煎至八分，温服。

粟疮症

粟疮亦生于眼胞之内，细颗黄而软，形似粟米。今人以椒疮、粟疮不分，混而概治。夫椒疮红而坚。粟疮黄而软，更不易愈，乃湿热郁滞之患。宜清热散风，兼以劆洗法，缓缓渐愈。

加味清脾饮 治粟疮黄而软，沙涩难开。

连翘 知母 玄明粉 黄芩 玄参各二钱 防风 荆芥穗 白芷各一钱半 大黄 生地各二钱半 赤芍二钱 红花一钱

上剉剂，白水二盅煎，温服。

胞生痰核症

痰核症，生于眼胞之内。初起如黍粒大，不痛不痒，坚硬如石，推之动移。渐渐生长如豆大，如杏仁大，如杯如碗。初起每有不治而自愈者。缘性躁之人，恣啖辛热之物，多生此症，非手法开导不愈。《原机论》曰：轻清圆健者为天，故首象天；重浊方厚者为地，故足象地。飘腾往来者为云，故气象云；过流循环者为水，故血象水。天降地升，云腾水流，各宜其性，故万物生而无穷；阳平阴秘，气行血随，各得其调，故百骸理而有余。故曰：人身者，小天地也。《难经》曰：血为荣，气为卫。荣行脉中，卫行脉外。此气血分而不混，行而不阻也，如云腾水流不相杂也。大抵血气如此，不欲相混。混则为阻，阻则成结，结则无所去还，故隐起于皮肤之中，遂为疣病。初起时如豆许，血气衰者，遂止不复长。有渐长不已，如碗如斗，皆自豆许致也。凡治须择人神不犯之日，先汲冷井水洗眼，如冰，勿使气血得行；然后翻眼皮令转，转则疣肉已突，乃以左手大指按之，勿令得动移，复以右手持小眉刀尖，略破病处；更以两手大指甲捻之，令出水，所出者小黄脂也；恐出而根不能断，宜更以眉尖刀断之，以井水再洗，洗后则无恙。要在手即为巧。须以防风散结汤，数服即愈。此病非手法，决不能去。何则？为血气初混时，药自可及，病者初不知其为气血混也。既结则药不能及矣，故必用手法去之。去毕宜服：

加减防风散结汤 治目上下睫隐起肉疣，用手法除病后服之。

防风 羌活 白芍各一钱 红花 苏木 苍术 白茯苓 川独活 黄芩各八分 甘草六分 归尾一钱 防己六分 川芎 赤芍 荆芥各一钱二分

上㕮剂，水二盅，煎至一盅，热服。

加味舒经散结汤 治痰核初起如黍米粒，服之自愈。

广陈皮 清半夏 前胡各二钱 贝母 黄芩 防风 苍术各二钱半 天花粉 枳壳 白芥子各二钱 牛蒡子 连翘各二钱半

上白水三盅，煎至一盅，食后温服。

加味清胃汤 治眼结核红硬，此阳明经积热，平素饮酒过多，好食辛辣炙煿之味所致也。

栀子 枳壳 苏子 白芥子各一钱 石膏 黄连 连翘 归尾 荆芥穗 黄芩 防风 川大黄各一钱 甘草六分

白水煎，去滓，食后温服。

混睛障翳症

混睛障翳，谓黑白珠浑然一色。障有赤白二症，赤者，云翳之内有赤丝绊乱，然一淡红色。与气火眼症相仿，形同症异。气火眼是薄云轻雾，渐渐生长，外有赤丝牵绊。是症最缓，轻则数月一发，重则月余一发。此是骤急之症，或成白翳，或成赤翳，翳成病退，无屡次反复之患。白翳畏光滑如瓷，红翳畏紫丝如线。初起治之急者可愈。缓则翳光滑，必食发物或服药发起，转觉昏肿红赤，再点服有效矣。宜服蝉花散。

蝉花散　治混睛翳症，赤白色者。

当归　川芎　谷精珠　黄连　木通　赤芍　红花　白菊花　犀角　木贼　蝉蜕　羌活　茺蔚子　生地各等分

上为细末，每服二钱，食远白水调服。

加味八宝膏　专点混睛翳障。

梅花片三钱，研细　珍珠研细　水晶水飞，研　贝齿研，飞。各一两　石决明煅，水飞　琥珀各七钱　空青　玛瑙研，飞。各五钱　真藏硇砂五分　珊瑚研，一钱

上为一处，用水五盏入砂锅内，煎至一盏，再加川蜜一两，复煎至一半为膏，后入冰片搅匀，退七日火气，每日临睡点之。

眼漏症

漏睛症，由眦头热毒，兼感风湿，结聚成疮。时流

脓汁，或流涎水粘精，不疼不痒，仍无翳膜。此因心气不宁，小肠邪热之故。有生于大眦一小孔，时流脓水或血水，其病在心。有生于小眦之间一漏孔，时流鲜血水，由下焦肾邪。有从黄昏时，两目疼痛胀涩，流青黑水，至日间稍减，乃伏隐之火随阴气而升，为阴漏。有症日间流黄赤水，但夜间稍轻，病在阳分，为阳漏。治当补正气，而清其燥热。然漏症有大眦、小眦生者，名为内漏，漏孔不见，按之流清浆，与泪交出，敷点药不能用，惟服药耳。长久之病，内必生脂膜，药之难去也。初起宜早治，宜服：

黄连燥湿汤 治大眦漏，心热脾湿，时流赤黄水。

川黄连炒，一钱 苍术 白术 陈皮各一钱半 半夏 黄柏 栀子各一钱二分 甘草 菊花各一钱

上剂，水煎，去滓温服。

加味泻湿汤 治小眦漏症，热在下焦，时流鲜血。

黄芩 木通 栀子 车前子各二钱 苍术 茯苓 枳壳各二钱半 川黄柏 知母 淡竹叶 甘草各一钱

上水三盅，煎至一盅。

黄芪汤 治阴漏，黄昏目疼痛胀涩，日轻夜重。

黄芪 麦门冬 白茯苓 人参 地骨皮 漏芦 知母 远志 石菖蒲 当归 熟地各一钱半

上白水二盅，煎至八分，去滓温服。

栀子泻经汤 治阳漏，日间重，时流水黄赤色。

柴胡 甘草 栀子 川黄连 川羌活各一钱 升麻炙 车前子 白茯苓 赤芍 泽泻各一钱半 川大黄 黄芩各一钱八分

上为粗末，以水二盏煎至一盏，温服。

大全补漏生肌散 治以上诸漏，并治之。

枯矾 轻粉 血竭 乳香 月石各等分

共研细末，对漏吹点，外用明白矾煎水洗。

人全**小牛黄丸** 治一切眼漏及恶毒疮等漏，皆可治之，大有神效。

牛黄 珍珠 朱砂明亮者 母丁香 乳香去油 没药去油 沉香 明雄黄明亮者 人参各一钱 琥珀八分 麝香三分 白芷 归尾各二钱半

上各制为细末，老米饭为丸如粟米大，每服一分，空心并临睡各一服，用淡土白茯苓汤送下。

此丸以牛黄、朱砂、雄黄解其毒；以珍珠、琥珀、滴乳生其肌，兼解毒止痛；以麝香、沉香、丁香通窍，更引诸药入于毒所；血凝气滞，始结成毒，故以当归尾消其血之凝，白芷消散其气之滞；又以人参扶其正气，所谓正气进而邪气退矣。如此为治厥疾，宁有弗瘳者哉！

天行赤眼症

天行赤眼者，谓天地流行毒气，能传染于人。一人害眼，传染一家。有虚实轻重不同，其病状赤肿热泪、痛涩难开，虽肿痛不忍，终不伤黑睛、瞳仁也。此谓天时流行，热邪感染，人或素有目疾，或及痰火热病，水少元虚者，感染不一。若感染轻而源清，邪不胜正者，七日自愈。盖火数七，七日不愈，又再传也。三七日不愈者，防有他变。治法不宜针刺，不宜劆洗，只用童子小便煎黄连，露宿，温洗甚效。宜服驱风散、洗肝散。

加减驱风散 治天行赤眼，肿痛难开，瘾涩热泪。

连翘 牛蒡子炒，研 羌活 薄荷 川大黄 防风 芥穗 归尾 栀子 菊花各二钱

上白水二盅，煎一盅，温服。

洗肝散 治暴发赤肿，天行赤眼，时常热泪。

大黄 栀子 防风 赤芍 薄荷各二钱 当归 羌活 川芎 甘草各一钱半

上剂，水三盅，煎一盅服。

洗眼方 治天行赤眼，肿痛热泪。

赤芍 归尾 三艾 铜绿 明矾 防风 菊花 川花椒 大青盐 杏仁各八分

上剂水煎，熏洗，日三五次。

磨障灵光膏 治瘀肉攀睛，天行赤眼，瘾涩难开，怕日羞明等症。方见胬肉攀睛症。

鸡冠蚬肉症附芝菌毒

鸡冠蚬肉者，以形名之也。鸡冠症形类鸡冠，生于胞内，渐渐生长，甚则胞肿如桃。非胞肿，皆鸡冠肿胀所致也。症之起者，由脾肺伏热不发，久而上腾，以致胞内生此恙，涩痛羞明，多泪。蚬肉亦以形名之，症之起发亦与鸡冠症相同，故录于一章。初则治宜清脾凉血饮，久则肿起，用劆割之法。出血不妨，宜服养阴荣血汤，待数日后亦可再割、再服，至病却则止。切莫认大眦护眼肉为是病，此乃心之精英。若误割之，轻则成漏，重则丧命。护眼肉之说，前录于胬肉攀睛症内。余

见每有盲医误割，不分虚实部位，被害者很多，故又录于此章。实教后学不致有误，免生后悔。慎之，慎之。亦有眼胞之内生芝菌毒，形类榆钱，根似线绳，不甚疼痛，磨及睛珠，有时赤涩。日久不治，变症生焉。治法用小刀齐根割下，敷九一丹或二八丹则愈矣。

清脾凉血饮

赤芍药二钱　生地　黄芩各三钱　连翘　栀子各二钱半　防风　荆芥　石膏煅　当归各一钱半　甘草一钱

上剉剂，水三盅，煎至一盅，温服。

养阴荣血汤

当归　白芍各三钱　川芎二钱　熟地四钱　茯苓三钱　防风　陈皮　甘草各二钱

上剂，水三盅，煎一盅，温服。

鱼子石榴症

鱼子石榴症亦生于眼胞之内。初起相仿椒、粟疮。颗粒之大者名石榴症，颗粒之小者名鱼子症。形名有二，受病则一，皆由忧思郁气久而不发，氤氲之余上升而为是病。初起似尘土所眯，渐觉微痛痒，有时流泪，有时羞明。治以开郁清热饮。日久不愈，用手法割之。割后亦服养阴荣血汤，余皆同上治法。亦有肝经热毒攻击，生于睛珠之上者，胀痛难忍，极危险之症。宜龙胆泻肝汤、洗肝散，甚则以轻轻割之，勿伤睛珠，慎之。

开郁清热饮

柴胡　葛根　防风各二钱　大黄　黄芩　车前子　栀子各二钱半　赤芍　连翘各一钱半

上水三盅，煎至一盅，食后温服。

养阴荣血汤见上

洗肝散见暴风客热症

龙胆泻肝汤见蟹睛症

刘氏眼科金镜卷之四 外障备要

直隶清苑　刘耀先延年　辑著
侄男　刘鹤江
侄　刘鹤龄年松　参阅

原　证

医书有专科，而病亦有专病。书有专科则其术精，病有专科则其症坚，病无专科则其病杂。患目有兼夹杂证而病者不少。有兼瘟疫者，有兼伤寒者，有兼胎产患眼者，有兼经带患眼者。种种治法不同，各症按各症之治法，各病有各病之条论，治某经、某病、某条，必要细心察阅，不可轻视。有性命之关，宜览察焉。

经脉目病症

行经目病者，女子遇行经之际，眼目涩痛，头痛眩晕，酸涩难开，羞明怕光，黑珠生薄云轻雾，或生星点碎翳，或生陷翳。皆因去血过多，禀受素弱，气分不舒所致也。宜当归补血汤。一有每行经之前，目赤肿生翳，羞涩难开，经行自愈，此血涩滞之病也。宜逍遥散加减，服之则愈。一有每行经时，目忽如血贯，赤肿燥涩胬肉，或生翳膜，或鼻衄，或呕血，此经逆之症。宜通经散服之。一有阴户生痔，或生阴挺，或生阴蚀之疾，致眼沿赤烂，目昏多泪，或痒涩，年久不愈。宜服龙胆泻肝汤、逍遥散，藜芦末调猪油敷之。以上症皆治其本，本愈目病不医自痊矣。

当归补血汤 治眼涩，头疼，眩晕，昏涩难开，黑珠生翳，或生星翳，或陷翳服之。

当归 川芎 白芍 生地各二钱 羌活 薄荷 菊花 防风各一钱 柴胡 蔓荆子 茺蔚子各八分

上剂，水三盅，煎至一盅，温服。

逍遥散 治血虚肝燥，往来寒热，胁痛头眩，目赤生翳，郁怒伤肝，致血妄行治之。

当归酒拌 白芍酒炒，各二钱 白术土炒 柴胡 茯苓各一钱半 甘草一钱 薄荷五分

热盛加栀子、丹皮各二钱，水煎温服。

通经散 治血逆上冲，目如血灌，燥涩胬肉，或生翳膜，或鼻衄经逆者治之。

红花 苏木 黄连 栀子 黄芩 香附 当归 木贼 生地 赤芍 川芎各一钱 大黄八分 薄荷六分

上水三盅，煎至一盅，温服。

龙胆泻肝汤 治心肝火盛，湿热下流，阴户生痔，或生阴挺，小便赤肿痛。

生地 木通 车前子 泽泻 栀子 黄芩 当归 龙胆草 甘草各一钱半

白水三盅，煎至一盅，食后服。

加味补中益气汤 治气虚下陷重坠，小便清。

人参　黄芪　白术　广皮　当归各一钱半　青皮　栀子各二钱　柴胡　升麻　炙甘草各一钱

上水煎，温服。

受孕目病症

此谓妇人有孕而病目也。其病之起，多因气血失和，以致燥火上攻，阴阳滞涩，或感风邪，或夹七情，郁结不舒，上升于目而生云翳、或生星翳、或生胬肉，或生玉翳浮满。种种变症不测，宜急速治疗。人或言胎前患目，不必服药，待产生以后不医自愈。其言诬人甚矣！云翳乃气血之毒凝滞而成，急治可去，缓则云翳坚滑不能疗矣。治之法必要明标本、表里、阴阳之法，兼于护胎。或先治翳，或先治病源，不可拘执，是为良医。宜服：

保胎清火汤　受孕多有内热，脾土不足，饮食减少，火热乘之，致胎动不安，目生云翳。

黄芩一钱半　砂仁　荆芥穗　当归身　白芍　连翘　生地　广陈皮　川芎各一钱　甘草五分

上剂，白水二盅，煎至八分，去滓温服。

加味知母饮子　治妊娠心脾热，目赤咽痛，口苦烦闷。

赤茯苓　黄芩　麦冬　知母　桑皮　当归　白术各二钱　甘草一钱

上白水二盅煎，去滓温服。

防风散　治孕妇头旋目昏，视物不明，邪热上攻，太阳头疼，呕吐酸水。

防风　石膏　菊花　羌活　川芎　荆芥　羚羊角　当归　白芷　白术各一钱　甘草五分

上为细末，每服三钱，茶调食后服。

天门冬饮子　治孕妇将临月，两目忽然不明，灯火不见，头痛目昏，腮项肿满，不能转颈。此症为怀孕多居暖阁，或烘火过热，伏热在内，或服补药及热物致生胎热。

天门冬　知母　防风　茯苓　生地　五味子　白芍　当归　川芎　羌活　荆芥穗各一钱半　黄芩二钱　茺蔚子一钱半

上白水二盅，煎八分，食后温服。

产后患眼症

愚按产后患目病，皆由气血大亏，毛孔开张，外邪乘虚袭入，而后诸病生焉。六淫之邪，惟风寒伤人最重，产后易犯。亦有伤感风寒，或有中风、中寒，致令周身骨节疼痛，遍体麻木，或发痉病，或不语，或狂妄，俱按产后门治法。伤感之轻者，或寒热往来，头眩头痛，眼目红赤，生云生翳。亦有气血不和，思虑过度，哭泣劳瞻竭视，致生内障或生外障。种种变症不一，医者按症详察各症、各形、各翳，依法施治，治风、治寒、治气、治血。调理从病症，兼之养血益气，不但目病自愈，产后诸症以可渐痊矣。

熟地黄汤　治产后眼昏头晕，虚渴口干。

熟地五钱　甘草五分　糯米　人参各一钱　麦冬二钱半　当归　白芍　天花粉各二钱

上剂，水二盅、姜一片、枣二枚，煎八分服。

四物补肝散 治妇人产后，午后至夜黑珠疼，昏花不明。

熟地四钱 当归 川芎 白芍 香附 南夏枯穗各二钱 甘草一钱

上为细末，每服三钱，食后滚水送下。

香附子汤 治产后崩漏，亡血过多，致睛珠疼痛。

香附子 黄柏 熟地各二钱 泽兰叶 川芎酒洗，炒 白芍酒洗，炒 当归酒洗，炒。各二钱半 益母草四钱

上剂，水煎至八分，去滓温服。

养血当归饮 治血热感冒风邪，头痛，寒热往来，骨节酸疼，目赤生翳，并皆治之。

当归 川芎 柴胡 荆芥 防风各二钱 独活 益母草 香附 枳壳各二钱半 木贼 石决明 蝉蜕各一钱半

上白水煎至八分，温服。

上四成方也，俱各有效，临症宜详。按病加减，在人之活法，不可拘执概治，是为良医。

目睛瞤动症

《内经》曰：脾为诸阴之首，目者血脉之宗。又曰：目得血而能视。又为肝胆风木之所属，相火所乘。肝藏血，血不足，风火自内生，故目睛为之瞤动。曲直动摇，风之象也。瞤动者，目睛战栗而动，不由自主也，血虚不能荣养之故。宜加味四物汤主之。

加味四物汤 治血虚不荣，目睛瞤动。

熟地　当归身　川芎　柴胡　白芍药　栀子各三钱

上剂，水三盅，煎至八分，温服。

当归荣血汤　治目珠战栗瞤动，由血虚风自内生者服之。

当归　川芎　白芍　防风　白芷　生地　柴胡　南夏枯各二钱

上剉剂，水三盅，煎一盅，温服。

按：四物汤养血之圣药，柴胡、栀子清其肝火，阴血内荣则虚风自息矣。

痘疹害目症

余察阅方书，痘疹害目症，多有偏于寒凉者，亦有偏用温热者，得其中者鲜矣。惟傅氏《瑶函》一书，言痘疹害目症，节节相符。药味简慢，用之甚效。今摘选几症，以备参考医用。

痘疹之发，多因胎毒，每有入眼者。方书以为痘疮入眼，细参乃痘毒入眼，非痘疮入眼。何也？痘疮当在大胀、小胀时，而此在靥时也。其毒壅滞于肌肤，则为痈疖；留滞于精华，则为眼患，生云翳膜朦。宜分虚实，但以活血解毒而已，活血不致于热，解毒不致于凉。虽目翳繁盛，切不可用点药。俟五脏平和，翳当自去。若误点药，则非徒无益，而反害之。即用丸散调服，如眼无光，过百日后，血气完复则目自明矣。海藏云：东垣治痘后风热毒，翳膜气障遮睛，以泻青丸治之大效，初觉易治。《保命集》云：非痘后翳膜亦能治，泻青丸减大黄一半用之。

浊害清和症

此症专指痘疹以致目疾之谓。夫痘疹为毒最重，自禀受以来，蕴积恶毒深久之故。若痘疹发，则诸经百脉、清纯太和之气皆被搅扰，正气太虚则邪乘虚而入，各因其犯而为病。目窍于肝胆，肝胆乃清净之腑，邪正理不并立。今受浊邪熏灼，失发生长养之源，故病易侵，皆由乎人不能救，而且害之之故也。或于病中食物，发之太过，怀藏太暖，误投热药，多食甘酸而致病者。或于病后之虚弱未复，恣食辛辣燥腻，竭视劳瞻，炙衣烘火，冲冒风沙烟瘴而致病者。有为昏朦流泪成内障者，有为赤烂星障成外症者。有余邪蕴积，蒸燥肝胆，热郁之极，清气受伤，延及瞳神而成凝脂、黄膜、花翳、蟹睛等症之重，而目秝凸者；有余邪流为赤线、羞明、微星、薄翳等症之轻，而病目消者。轻重深浅，各随人之所受，所患亦不一。业斯道者，宜慎思明辨，以免不用刀而杀人。取罪冥冥，祸延子孙之报。当细验其症，审其经而投治之，不可执泥概治，恐有激变之祸。盖痘疹之后，正气虚而血脉伤，邪得易乘，非常人可比。大凡痘疹目疾，惟瞳神未损，亦有可治之理，但以早治则易退，而无变乱之患；迟则气血凝定，虽无变乱，其退亦甚迟矣。宜服：

谷精草汤　治痘后生翳，因热邪蕴积于肝胆，清气受伤，乌珠白翳，并宜治之。

谷精珠六分　白芍　荆芥穗　玄参　牛蒡子　连翘　菊花　草决明各五分　龙胆草　桔梗各四分

上剂，白水二盅、灯心十段，煎至六分，不拘时服。

退翳散 治内外翳障，痘疹后余毒不散。

真蛤粉另研 谷精珠生研为末，各一两

上研匀，每服二钱，用猪肝三指大一片，批发渗药在上，卷定，再用麻线扎之。浓米泔水一碗，煮肝熟为度，取出放冷，食后临睡细嚼，却用原汁送下。忌一切毒物。如斋素用白柿同煎令干，去药，食柿。孙忽重云：凡痘疹后，不可食鸡鸭子，必生翳膜。钱季花之女，年数岁，痘后两目皆生翳，只服此药，自各退白膜三重，瞳子方了然也。

望月丸 治痘后入眼致生翳膜。

望月砂焙干，四两 石决明煅，二两 防风 白芍 谷精珠 草决明 木贼各一两 当归五钱

上为细末，炼蜜为丸。小儿量其大小，或用一钱，或五分一丸，荆芥汤化下。

疏风汤 治痘后患眼，其珠不红，眼弦生一小颗，有脓。俗谓狗翳发，又名针眼发。甚至眼毛上发白泡者。

荆芥穗 蝉蜕 桔梗 归尾 甘草各五分 防风 白芷 连翘 茯苓 苍术各六分 石膏煅，一钱 白芍八分

上为剂，葱白一段、大米一撮、白水二盅，煎至七分，去滓，食后热服。

通窍散 治痘后眼生星翳。

辰砂三钱 珍珠 琥珀各二钱 麝香一钱 玛瑙一钱

五分　大泥片五分

上研如细粉。若翳在右目，将药吹左耳；翳在左目，吹右耳；若两目有翳，即吹两耳。盖吹耳能通心肺二窍之故也。

吹云退翳散　治痘疹愈后，余毒上攻眼，乌珠生翳或生星点翳，羞明怕热，头向怀中，并皆治之。

轻粉五分　硼砂一钱　漳丹一钱　珊瑚　辰砂各四分　梅片　麝香各三分　珍珠二分

共研细末，同上，翳在左眼吹右耳，翳在右眼吹左耳。

胎兔丸　治小儿痘后余毒攻目，黑珠凸出，翳膜满睛，红赤肿痛，眵泪交流。服此获效之功甚著。

胎兔去毛，洗净，用阳阴瓦焙干为末，每用一两一钱　蔓荆子去膜，为末　菊花去梗叶，晒干为末。各一两

上末共为一处，真川蜜为丸。量孩童大小，不拘钱分，俱滚开水化下。

愚按：兔，《礼记》谓之明视，言其目不瞬而瞭然也。兔得金气之全，性寒而解胎中热毒，能泻肝热。盖肝开窍于目，热甚则昏矇生翳，热极则珠胀突出。今痘后生翳、睛珠凸出者，皆胎毒盛极之所致也。方用胎兔为君者，取二兽之精所成，可以解胎毒也，草木之性难以取效，故借血气之属耳。臣以蔓荆微寒，取其能凉诸经之血，且能搜治肝风。及太阳头疼、目痛、目赤、泪出，利九窍而明目，性又轻浮上行而散。更佐之以菊花者，取菊得金水之精英，补益金水二脏也。夫补水可以制火，益金可以平木，木平则风自息，

火降则热自除。其药虽简，用意最深。治疹后目疾，安有不愈者乎！

此方乃广陵甘棠镇王海明子，痘后睛珠突出。偶一医见之，告曰：此目有一药可治，但不知能得否？询之，乃胎兔也。其父遍觅得之，按方制药成，服之果愈。惟幼幼之心，故广其传。

凡痘疹害目，皆言小儿受胎毒，感风寒而发。痘疹痘发，则正气虚，邪气乘虚而入，调理失宜，则目为害，邪气入于肝胆二经，兼真元未复，故发目疾。盖目窍于肝，专仗肾水。《经》云：目得血而能视。肝藏血，邪热胎毒蒸灼肝经。肝属木，木少水养，而灼损胆汁。盖肾属肝之母，肝无肾滋故胆汁涸，以致障生，神光不清，水不能滋其子也。经云：不能远视者，责其有火是也。日渐深者，嗜欲日开，食物过辛，真元日不足耳。治法宜先清解肝经积热之毒，次补真元之水，水升而火自降，火降而邪热自除，目自明矣。

清解散早服　治痘后目生云翳，清肝退热。

谷精珠一两　石决明煅，八钱　白菊花去蒂，酒洗，七钱　绿豆壳六钱

共为研末，每服二钱，用陈大柿饼一个去蒂核，米泔水一盅半，煎至半盅，空心食柿饼，原汁汤并服。

补元散　治产后元气不足生翳。

夜明砂淘净，一两，为末　真蛤粉五钱，为末

上为细末，每服二钱，用公猪肝一大片，将肝批开，药散在内，米泔水煮熟，任意食之，以原汁汤嚼下，每日早晚服。

退云散

红珊瑚　珍珠　辰砂　硼砂各等分

俱生用，共研极细无声，每日点二次。

按：痘后余毒不已，则必生云翳遮睛，外障等症者多。如两目清白，外无翳障，止艰于视者，乃禀受天真虚弱，肝肾二经不足，故神光淡白色，瞳仁或开大。不必用点丹，不必服退翳等药，但服固本之剂，则精生气、气生神。非独益于目，更绵绵延寿矣。

固本犀角汤　治肝肾虚，有热害目者。

大熟地四钱　山萸、山药　泽泻各三钱　白茯苓　丹皮各二钱　犀角一钱半

上剂，白水煎，温服。

疳伤症

疳症，皆因饮食失节、饥饱失调，以致腹大面黄。重则伤命，轻则害目。患此勿治其目，竟治其疳，目病自愈。切忌油面炙煿等物。

按：小儿疳眼，无论肥瘦，但见白珠先带黄兼白色，睡起后微红生眵、怕亮不睁，上下眼胞频频眨动不定，黑珠上有白膜圈。如此样圈，推起白晕，晕肉一黑一白，亦有肥瘦不同，疳眼无疑也。但肥疳，大便如豆腐渣，糟粕相似。瘦疳，大便小如栗，便结燥。乃疳积入眼，攻伤肝经，亦难治矣。小儿患疳眼、声哑，命将终矣。

清肝退云饮　治脾湿热熏，木盛土衰，风毒生瀉，泻肚青筋，目眨涩痒，羞明揉鼻，发湿生虫，并治之。

陈皮　厚朴姜汁炒　苍术米泔炒，制　莱菔子炒，研　柴胡　甘草炙　枳壳　桔梗　草决明炒，研　青皮　黄连炒　蒙花　栀子炒黑　黄芩酒炒　神曲炒　菊花各等分

上剂，姜皮、灯心为引，水二盅煎服。

鸡肺散　治疳疾眼生白膜、白翳，自然潜消，其效如神。

雄鸡一只，一斤三四两者，取其脊背血□一块，即鸡肺，将肺同后药共研烂　辰砂三分，研细　冰片三厘，研细

三味共细如膏，用无灰酒炖滚搅匀，食之即愈。

芦荟丸　治龈毒成疳，肝经积热，眼目生翳，齿蚀烂龈，或透颊腮，或肝脾疳热结核，耳内生疮出水，或小便出津，胸中结核，或大便不调，肢体消瘦等症，皆效。

芦荟　木香　胡黄连　青皮　鹤虱　宣黄连　白雷丸　白芜荑炒，各一两　麝香三钱，去皮毛，另研细入

共为细末，神曲糊为丸如麻子大，每服五分，空心米汤送下。量其病者大小轻重用之，忌一切生冷酒面炙煿等物。

生熟地黄丸　治肝疳眼，白膜遮睛，紧闭不开，羞明怕日，仰面而卧，肉色青黄，发竖筋青，肚热羸瘦，皆效。

生地　熟地　川芎　杏仁　赤茯苓　胡黄连炒　半夏　天麻　当归　地骨皮　枳壳　甘草各二钱半　大乌豆四十五粒，煮熟，去皮，再煮，同汁捣膏和药

上为细末，炼蜜为丸如龙眼大，空心滚汤送下。

龙胆芦荟丸　治三焦及肝胆二经风热，以致目生

翳，或结瘰疬，耳内生疮，发寒作痛，或虚火内烧，肌体羸瘦，发热作渴，饮食少进，肚腹不调，皮干、肠膨胀，口内有疮，牙龈烂，或牙齿蚀落，腮颊烂，下部生疮等病。

芦荟　胡黄连炒　龙胆草各一两　川芎　芜荑各六钱　白芍　当归身各一两半　木香八钱　甘草炙，五钱

上为细末，炼蜜为丸，每丸一钱，量其大小而服用，白滚汤化下。

是方以白芍和血补脾胃，当归养血脉为君；芦荟去疳清热，胡黄连疗骨蒸劳热为臣；龙胆草治诸目疾，芜荑杀疳虫、逐五内滞气，川芎提清气上升为佐；木香调气，甘草和诸药为使。

消疳散　治疳积眼病，翳膜遮睛。

使君子用白者，去油　雷丸去皮、用色白者，红者不可用。以米泔水浸苍术，将雷丸同苍术用火炒之，用雷丸，去苍术。各等分，研为细末

每一岁用一分，男用雌鸡肝，女用雄肝，勿犯铁器，洗去筋膜血水，炖半熟，蘸药食。重不过三四服见效。若翳厚，加木贼烧灰、雄黄、珍珠各一钱，另研极细末，入前药服。

天麻丸　治肝疳、风疳诸眼。

青黛　天麻　夜明砂炒　川芎　芦荟　五灵脂　川黄连炒，各三钱　蝉蜕　防风各一钱半　鸡内金炒焦，三钱　全蝎二个，焙　麝香二钱

上为细末，猪胆汁浸膏成丸如麻子大，每服十丸，薄荷汤送下。

小儿雀目，乃禀赋最弱，肝叶不足，每至夜不能睹物，天晓即愈。宜服还明散。

还明散 治小儿雀目。

夜明砂 蚕砂 蛤粉 谷精珠各等分

上为细末，黄蜡为丸，鸡头子大，三岁每服一丸。猪肝一片，置药于内，麻线扎定，沙吊内煮熟，先熏后食之。

小儿雀目，夜不见物。灸手大拇指甲后一寸、内廉横纹头白肉，灸一炷，如小麦粒大。

小儿疳眼，灸合谷二穴各一壮，炷如小麦大，在手大指、次指两骨间陷中者是。

升麻葛根汤 治暴发两目红肿疼痛，寒热相争。河间云：暴发者属腑，表散是也。一二服即止。

升麻 桔梗各五分 羌活 川芎 防风各一钱 葛根一钱半 麻黄 白芷各四分 蝉蜕七个 陈皮 甘草各四分

上㕮剂，生姜一片、葱白一段，白水二盅，煎至一盅，去滓，食后温服，取汗为度。

车前子散 治小儿肝经积热上攻眼中，逆顺生翳，血灌瞳神，羞明多眵。

密蒙花 羌活 车前子 甘草 白蒺藜 黄芩炒 菊花 草决明 龙胆草洗净，炒。各等分

上为末，每服二钱，食后饭汤送下。

养肝丸 治小儿肝血不足，眼目昏花，或生眵泪，久视无力。

防风 当归身酒制 白芍酒洗，炒 楮实子 熟地

酒蒸，捣膏　车前子酒洗，焙　蕤蕤仁去皮，炙油取霜。各等分

除熟地膏、蕤仁霜另入，余为细末，炼蜜为丸，或一钱，或五分一丸，量孩大小每服一丸，滚白汤不拘时服。若治大人，仍作小丸，每服三钱，滚汤下。

通顶散　治小儿脑热，脑枕骨疼，闭目不开，或头风疼，攒眉啼哭，并目赤。

川芎　薄荷各五钱　茵陈　甘草各四钱　朴硝三钱

上为细末，用少许吹鼻中即效。如要喷嚏，加踯躅花一钱。只用朴硝吹鼻亦可。

泻青丸　治小儿肝脏实热，手足扰乱，不能捻物，目直视不语。

按：心热则搐，身反折强直，目内青，或脏腑气泄，诸药不止，脾胃不虚，眼暴发赤肿疼痛，并治。

龙胆草　当归　川芎　羌活　山栀子　防风　大黄湿纸裹煨。各等分

上为细末，炼蜜为丸如鸡头子大，每服一丸，煎竹叶汤化下，或沙糖化下亦可。若治大人，每服二三钱，量服。

肝主风，少阳胆则其腑也，少阳之经行乎两胁，风热相干，故不能安卧。此方名泻青，泻肝胆也。龙胆草味苦而厚，故入厥阴而泻肝。少阳实者，头角必痛，故佐以川芎；少阳火郁者，必生烦躁，故佐以栀子。肝者将军之官，风淫火炽不容以易治，故又用熟大黄。用归身者，培养肝血而不使其为风热所燥也。复用川羌活、防风者，二物皆升散之品，此火郁发之、木郁达之之

意。乃上下分消，其风热皆所以泻之也。

四味肥儿丸 治呕吐不食，腹胀成疳，或作泻不止。或食积脾疳，目生云翳，口舌生疮，牙龈腐烂，发热瘦怯，遍身生疮。又治小便澄白，腹大青筋，一切疳症。

黄连 芜荑 神曲 麦芽炒。各等分

上为细末，水糊成丸如桐子大，每服一二十丸，空心白滚汤送下。

柴胡清肝饮 治肝胆三焦风热，往来寒热，或乍寒乍热，或头疼疮毒等症，并治之。

柴胡一钱五分 黄芩 人参 川芎 栀子炒。各一钱 连翘 甘草各五分 桔梗八分

上㕮剂，白水二盅，煎八分，去滓热服。

目眨

目眨者，肝胆有风也。风入于目，上下左右如风吹，不轻不重而不能自任，故目连眨也，此恙有四。两目连眨，或色赤，或时弄眉。此胆经里热欲攻肝腑也，用四物肥儿丸。目明不眨也，有发搐目眨，属肝胆风热，先用柴胡清肝散，兼六味地黄丸补其肾而愈。因受惊，目眨搐搦，先用加味小柴胡汤、芜荑、黄连以清肝热，兼六味地黄丸以滋肾生肝而痊。

小儿疳伤症

小儿疳伤症甚多，皆因父母娇爱之过，饮食不节之所致也。孙思邈曰：凡小儿疳伤病，富贵之家多生是

疾。盖由父母过爱之故也。小儿如草木之萌芽，日受风寒霜露之侵，且小儿脏腑未实、气血柔弱，怎受油腻煎炒、诸般荤腥，及鸡鸭猪羊等肉、炙煿之物？或饭方了，又哺以乳；乳了，又与之食。父母过爱至情，富贵之家有是症，贫贱之家岂有是患乎？凡食诸物不消，先伤于脾胃，致腹胀，午后发热至夜半方退。日久头发焦疏，或作泄泻，羞明怕日，渐生翳膜，遮满黑珠。宜服除热饮、四味肥儿丸主之。

除热饮 治小儿疳伤，发热羞明，酸涩生翳。

川大黄 栀子 青皮 知母各一钱半 白菊花 防风 木贼 胡黄连各一钱 茺蔚子 使君子各三个

上剂，水煎，食后温服。

四味肥儿丸见上

小儿胎风赤烂眼症

小儿患胎风赤烂眼者，其症有三：曰初生时，恶血露流入儿眼，洗不干净而生是疾，遂致赤烂者；曰母受孕之后，不知禁忌，多食辛热酒面诸牲肉之热物。生产之后，小儿生眵、眦红赤烂，是胎毒之所致也；曰有乳母壮盛，抱儿供乳之际，儿口未哺，乳汁流出，滴儿眼中，日久亦生赤烂。若滴面部则能生眦湿疮痒等症。宜服防风汤、菊花丸、碧天丹。

防风汤 治小儿胎风赤烂，眼生云翳。

川大黄 栀子 赤芍 归尾 川羌活 防风 甘草各等分

上剂，白水二盅，煎至八分，温服。

菊花丸 治小儿风毒，眼沿赤烂，乌珠有白翳。

黄连 黄芩 大黄 菊花 羌活 苍术 荆芥 防风 赤芍 当归各二钱

上为细末，炼蜜为丸如桐子大，每服三四十丸，空心白水送下。

东垣碧天丹 治目疾屡服寒凉不愈，两目黑暗，犹如火熏，赤而不痛，红丝赤脉满目，羞明畏日。或上下睑赤烂，或不服水土而内外锐眦皆破。以此洗之。

瓦粉炒，一两 铜绿七分 枯白矾二分

上研铜绿、白矾令细，旋入瓦粉研匀，热水和之，为丸如黄豆大。每用一丸，热水半盏，浸一二时辰，洗至觉微涩为度；少闭眼半时辰许，临卧再洗之，瞑目就睡，尤为神妙。一丸可洗二三日。此药治其标，里热已去矣，里实者不宜用此，当泻其实热。

眼沿赤烂症

此谓目病眼沿时常赤烂者。缘脾土蕴积湿热，土衰不能化湿，而湿热之气相攻，传于眼沿，故赤烂，致使羞明怕日、酸涩多泪。有劳役过度、忧忿不节，无形之火所伤者，病赤过于烂。亦有性躁暴悖、嗜酒纵欲、冒火冲烟所伤者，烂过于赤。况春风属木，木强土弱，弱则易侵，脾胃受伤，土败之极。阴血不内容，燥火自里生，风邪自外生。有风则病作，无风则病愈。赤者，木火病；烂者，土之湿症。若痰、若湿，烂胜赤；若火、若燥，赤胜烂。有迎风冷泪赤烂者，有眼沿烂甚生细虫者。烂症种种不一，治法各症各异。宜防风通圣散、柴胡散。

防风通圣散 治中风，一切风热，大便秘结，小便赤涩，眼目赤肿；或热极生风，舌强口噤；或鼻生紫赤风刺、瘾疹而为肺风；或成疠风，即世呼大麻风；或阳风，或肠风，或痔漏；或阳郁而为诸热谵妄惊狂。并治。

防风 川芎 大黄 赤芍药 连翘 麻黄 芒硝 薄荷 当归 滑石 甘草 栀子炒 白术 桔梗 石膏 荆芥穗 黄芩各等分

上为粗末，每服姜三片、水二盅煎，食前温服。

按：防风、麻黄，解表药也，风热之在皮肤者，得之出汗而泄；荆芥、薄荷，清上药也，风热之在颠顶者，得之由鼻而泄；大黄、芒硝，通利药也，风热之在肠胃者，得之由便后而泄；滑石、栀子，水道药也，风热之在决渎者，得之由溺而泄。风淫于膈，肺胃受邪，石膏、桔梗清肺胃，而连翘、黄芩又所以祛诸经之游火。风之为患，肝木主之，川芎、当归和肝血也，而甘草、白术，又所以和胃气而健脾。刘守真氏长于治火，此方之旨，详具悉载。

如目两眼溃烂，或生风粟，白睛红赤，黑睛生翳障，加菊花、黄连、羌活、白蒺藜，名曰菊花通圣散。虚弱、大便不结燥者，减去硝、黄。

柴胡汤 治眼眶涩烂，因风而作，用气药燥之。

柴胡 赤芍 荆芥 防风 羌活 桔梗 生地 甘草 归尾各等分

上为细末，每服三钱，白水煎，温服。

疏风散 洗烂弦风湿眼。

赤芍 黄连 防风各五分 铜绿另入 川花椒 归尾各一钱 轻粉一分 羌活 五倍子各三分 荆芥六分 胆矾三厘

上为一处，水三盅，煎至一盅半，去滓，外加铜绿泡化，后入轻粉搅匀，用绵纸滤过澄清，可用手蘸洗目烂湿处。

治烂弦眼生虫方

覆盆子叶为末，一钱 干姜炒炭 生矾各五厘 枯矾一分

共研一处，蜜调，用绩片做膏药，贴眼上一夜，次午揭起，其虫自出，粘在绢上。次晚，又将肥猪肉切片贴眼上，一宿即愈。

赵太尉乳母，患烂弦风眼近二十年。有卖药老媪过门云：此眼有虫，其细如丝，色赤而长，久则滋生。乃入山采取覆盆子叶咀嚼之，而留汁滓在于竹筒内，以皂纱蒙乳母眼，取新笔画双目于纱上，然后滴药汁渍眼下弦，转盼间虫从纱中出，其数十条，后眼弦肉干如常。太医上官彦诚开之，有邻妇亦患此症，试之无不立瘥。考之本草，此药治眼暗不明，冷泪淫不止及青盲等恙，盖治眼妙品也。

治眼沿烂药方

羊脑甘石三两 黄连五分碎 煎至一盅

将甘石煅红，淬黄连汤内，捶碎晒干，研细，凉水调碗底内，用艾火熏黄色。每甘石一两、雄胆一钱、泥片二分共研，香油调点患处，亦有加麝香一分，更妙。

敷烂弦眼方

羊脑炉甘石煅，飞，一两　漳丹水飞，五钱　枯矾二钱半　明朱砂研细，一钱　铜绿二钱

共研极细，先用荆芥、茶叶煎水洗患处，乘湿将药敷上，二三次立愈。

铜绿散　治赤胜烂者。

铜绿二钱半　硼砂五分　泥片少许

大鸭梨一个取汁，将前药合梨汁内，搅匀澄清，用新绵蘸洗患处。

时　复　症

此症谓目病不治，延捱忍待自愈。或治不得法，色欲有犯，触其脉络，遂致深入。又不急治，致邪正击搏，不得发越，蕴积日久。至其时日，则如花如潮，及期而发，过期而又愈。久而不治及因激发者，遂成其害。未发。问其所发之时，别其病本在何经络。既发者，当验其形色经络，以别何部，分别症候施之。

发于春宜服：

洗肝散　治风毒上攻，暴作目肿，痛涩难开，眵泪不绝。

当归尾酒洗　川芎　苏薄荷　甘草减半　生地　羌活　炒栀子　川大黄　龙胆草　防风各等分

上为细末，每服三钱，白滚汤送下。

发于夏宜服：

洗心汤　治心经烦热，目眦赤涩。

黄连　生地各一钱半　木香　炒栀子各一钱　甘草四

分　归尾　菊花各一钱二分

上剉剂，白水二盅，煎至八分，去滓，温服。

发于秋宜服：

凉肺汤　治暴赤客热外障，白睛肿胀。

川羌活　玄参　黄芩各一钱半　桔梗　地骨皮　川大黄　芒硝各一钱

白水煎，食远温服。

发于冬宜服：

六味地黄汤　治肾虚不能制火者。

熟地　山茱萸去核。各三钱　山药　泽泻　白茯苓　牡丹皮各二钱半

上剂，白水二盅，煎至八分，温服。

以上四时，虽定四方，不必拘执，但须视其时症，诊其脏腑相克，然后加减，更便施治可也。

通明散　治气眼。凡人之目必患后伤其经络，喜怒哀乐之情，多有伤于心肺，发作不时，此乃气轮受病之故也。

升麻　炒栀子各一两半　细辛　川芎　白芷　防风　草决明　白及　白蔹　羌活　夏枯草各一两　蝉蜕　五倍子　乌梅各五钱　甘草二钱

上为细末，每服三钱，白水一盅半，淡竹叶七片同煎，食后温服。

目赤症

目赤症，患目白珠红赤者最多，十有八九。医者见目红赤，谓之火症，便以寒凉治之。火之虚实，不可不

辨，岂可专以实火论哉！火分寒热虚实，试看冷泪诸症，偶感风寒，白珠必红赤，得暖则愈，谓之寒症目赤，宜温经汤。火热目赤，理之自然，经云：白睛变赤、火来乘肺，目珠热生眵，宜导赤散。虚热目赤，形如新色之血，不疼痛，眼睫无力，常欲垂闭，不能久视。经云：浅淡而隐红者为虚热是也。宜助阳和血汤。实火目赤，目珠发热，泪热如汤，目珠发胀，或时疼痛，口渴舌干，白睛壅起，初则深红，久则紫黑色，经云：深红而矗赤者为实热是也。犀角地黄汤、小承气、三黄泻心丸汤、导赤散选用。睡起目赤，缘血虚肝热之故。人卧血归于肝，醒时目赤，昏昧羞涩，良久赤退如无病症。此症有服生地、丹皮凉血诸剂，初则有效，久则赤涩愈甚，宜生地黄粥、助阳和血汤、当归养血汤主之。

温经汤 治冷泪赤涩，感寒白珠红赤，得暖则愈。

当归 川芎 苍术各二钱 茯苓 川干姜 防风各一钱半 白芷 荆芥穗 甘草各一钱

上剂，白水三盅，煎至一盅，空心温服。

加味导赤散 治目热赤涩生眵，火乘肺经。

生地 木通 桑白皮 栀子各三钱 白芍 甘草各二钱

上剉剂，水煎，温服。

犀角地黄汤 治伤寒胃火热盛，吐血，衄血，嗽血，便血，蓄血如狂，嗽水不欲咽；及阳毒发斑，上攻目赤。

生地三钱 犀角八分 白芍二钱 丹皮一钱

一方加当归、红花、桔梗，名加味地黄汤。

按：此方，伤寒胃火吐血中药，目赤用之，宜细详之。

小承气汤　治伤寒阳明症，谵语便硬，潮热而喘；及杂病上焦痞满不通、目赤热邪。

大黄　厚朴　枳实

此方阳明药也，邪在上焦则满，在中焦则胀，胃实则潮热。

当归养血汤　治血虚、睡起目赤，及服寒凉药过者，服此其效甚捷。

当归　川芎　杭白芍　熟地各二钱半　川羌　防风　白菊花各一钱半　升麻炙，一钱　五味子五分

上白水煎服。

生地黄粥　治睡中目赤，醒时白珠红，昏昧羞涩。

生地黄六两，取自然汁　粳米二斤

将生地用净水浸透，取自然汁浸米搅匀，晒干，再浸，再晒，如此三次，煮粥食之。

助阳和血汤见陷翳症

三黄泻心丸　治男妇三焦积热。上焦有热，攻冲眼目赤肿，头顶疼痛，口舌生疮。中焦有热，心膈烦躁，不欲饮食。下焦有热，小便赤涩，大便秘结。五脏俱热，变生诸症，或生疮疡，或便鲜血。小儿积热，并宜服之。

大黄酒浸蒸晒，春秋三，夏一，冬五　黄连酒炒，春四，夏五，秋三，冬一　黄芩酒炒，春四，夏秋六，冬二。各一两

上为细末，炼蜜为丸，或开水叠为丸亦可，如桐子

大，每服二三钱，滚白汤送下。

按：味之苦者，皆能降火。黄芩味苦而质枯，黄连味苦而气燥，大黄苦寒而味厚。质苦则上浮，故能泻火于膈。气燥则就火，故能泻火于心。味厚则喜降，故能荡邪攻实。此天地亲上亲下之道，水流湿、火就燥之义也。

因风症

此谓患风病人而又目病也。盖风属木，木为肝，肝之窍在目。木火一气，病风则热盛。何也？木能生火也，火盛则血内生风，久而不息，遂致耗损矣。况久病必生郁，郁极则生火，火性上炎，火热极而又生风，辗转相生，内外障翳皆起于此。故患风木之病，各因其故而发之，有日浅而郁未深，为偏㖞歪斜者；有入脾眼胞反湿胜赤烂者；有血虚筋弱而振搐者；有恣燥嗜热，火邪乘，乱清和融纯之气，因郁而为内障；有风胜血滞，结为外障，如胬肉等症者。再加以服饵香燥之药，耽酒纵辛，不善保养，以致阴愈亏而火愈燥，而风愈胜，病变为凝瘀之重者。治当各因其证而伐其本。且外内常变不同，大抵若因风病目者，当祛风为先，清火次之。不然源既不清，流何能止？目病今虽暂退，后必复来。治之虽至、再至、三至，风不除而火不息，目终无痊愈之期矣。宜服：

正容汤　治口眼㖞斜，仪容不正。服此即能正之，故云正容汤。

羌活　白附子　防风　秦艽　胆星　僵蚕　半夏

木瓜　甘草　黄松节即茯神心木。各等分

上剉剂，白水二盅，生姜三片，煎至八分，去滓，加酒一杯服之。

上方祛风以羌、防，化痰须星、夏、甘草，清热秦艽，荣筋而白附子、僵蚕，舒筋急资木瓜、松节，姜散风邪，酒行药势。此方服十剂，平服如故。敢陈一得，愿献知音。

半夏茯苓天麻汤　治痰厥头疼，头旋眼黑，烦闷恶心气促，言语心神颠倒，目不敢开，如在风云中，或头痛如裂，身重如山，四肢厥冷。

天麻　黄芪蜜炙　人参　苍术米泔水制　橘皮　泽泻　茯苓各五分　白术土炒，一钱　半夏　麦芽炒。各钱半　黄柏酒炒　干姜炮。各三钱　神曲炒，一钱

白水二盅，煎至八分，去滓，食后服。

此头疼为足太阴痰厥头疼，非半夏不能去；眼黑头旋，风虚内作，非天麻不能除；天麻苗谓之定风，乃治内风之神药。内风者，虚风是也。黄芪甘温，泻火补元气，实表虚，止自汗；人参甘温，调中补气泻火；二术甘温除湿，补中益气；泽泻、茯苓利小便导湿，橘皮苦温，益气调中而升阳；神曲消食，荡胃中之滞气；麦芽宽中而助胃气；干姜辛热以涤中寒；黄柏苦寒用酒洗，以疗冬日少火在泉而发燥也。

夜光柳红散　治风邪伤胞睑，致风牵胞翻不收，出泪汪汪者服之。

人参　荆芥穗　川乌炮　白芷　南星制　石膏　川芎　何首乌　草乌　石决明煅　藁本　细辛　雄黄　当

归身　蒲黄　苏薄荷　防风　茅苍术浸炒　藿香叶　全蝎各一两半　川羌活三两

上为细末，每服二三钱，茶清调下。

加减地黄丸　治男妇肝脏积热，肝虚目暗，膜入水轮，漏睛眵泪，眼见黑花，视物不明，混睛冷泪，翳膜遮障，及肾脏虚惫、肝受虚热，及远年近日，暴热赤眼，风毒气眼并治之。兼治干湿脚气，消中消渴，及诸风气等症，由肾气虚败者。但服此能补肝益肾，驱风明目神效。

生地　熟地各一斤　石斛去苗　防风　枳壳面炒　牛膝酒洗　杏仁洗，去皮尖，炒黄，入瓦器研去油。各四两

上为细末，除杏霜另勿犯铁器，炼蜜为丸如桐子大，每服五十丸，空心以饭饮及青盐亦可，忌一切动风毒等物。

蝉花无比散　治男妇大小远年近日一切风眼、气眼，攻注眼目昏暗，睑生风粟，或痛或痒，渐生翳膜遮睛，视物不明。及久患偏正头风，牵搐两眼，渐渐细小，连眶赤烂。小儿疮疹入目，白膜遮睛，赤涩瘾痛。常服驱风明目。

白茯苓　防风　甘草炙。各四两　蛇蜕微炒，一两　赤芍十三两　苍术米泔水浸，炒，十五两　蝉蜕去头足，二两　白蒺藜炒，八两　羌活　当归　川芎　石决明煅。各三两

上共研细末搅匀，每服二三钱，食后米泔调下，或茶清亦可。忌食发风毒等物。

槐子丸　治肝虚风邪所致目偏视。

白蒺藜炒，去刺　车前子　牛蒡子　茺蔚子各一两

上为细末，炼蜜为丸如桐子大，每服四五十丸，空心白滚汤送下。

川芎石膏散　治风热上攻，头目晕眩痛闷，风痰喘嗽，鼻塞口疮，烦渴淋闭，眼生翳膜。此药清神利头目。

石膏煅　防风　苏薄荷　连翘各一两　桔梗　甘草　寒水石　滑石各二两半　川芎　人参　当归　荆芥穗　黄芩　大黄　白术土炒　菊花　山栀子炒　赤芍各五钱　砂仁二钱半

上各研细末，每服二三钱，食远滚白汤调服。忌姜蒜辛热等物。

点眼药诸方

熊胆膏　治一切火热赤眼，流泪烂眼，怕热羞明，或痛或痒等症。

熊胆　青鱼胆　羊胆　川蜜　鲤胆各等分

上将胆、蜜入银锅或铜锅中，微火熬成膏，取起用瓷盒藏之，出火毒，点药神效。

夫症内热则睑赤，肝热则出泪，微热则痒，热盛则肿痛，痒痛皆火之故也。气热则神浊昏冒，故令昼不能视物；阳盛者喜水恶火，故目不可近灯火。此经所谓天明则日月不明，邪害空窍也。五胆之苦，是以清热；用蜜之润，是以济火。且诸胆者乃甲木之精也，蜜者百花之精也，皆自滋润乙窍之妙焉。

宋真宗皇帝琼液膏　治目，一切年久难疗等病症。

熊胆　牛黄　蕤仁净肉　黄连　硼砂各一钱　龙脑五分　蜂蜜一两

上熊胆、牛黄、蕤仁、黄连四味，长流水二大碗，倾于砂锅内，熬至半碗，用重绵纸滤过，去滓，入蜂蜜，再用文武火熬至紫金色，蘸起成膏为度，不可太过不及。取出，入硼砂、龙脑，研极细末和匀，入瓷罐内封固，入土埋七日，出火气。每簪脚挑少许，点于目内，闭目片时，候药过性方开。每日点二三次。忌一切动风之物。

阳丹药品法制

炉甘石眼科之要药也，选轻白龙脑者四两　苏薄荷　羌活　防风　麻黄　荆芥穗　川芎　白芷　细辛各二钱

发散之药，用清河之水或雪水更妙。四大碗煎至二碗，去滓，将甘石捶碎，入药水中，于瓶内煮干为度。此阴制用阳药煎水也。又用：

龙胆草　黄芩　赤芍　大黄　生地　刘寄奴　黄连　木贼　连翘　黄柏　千里光　夏枯草　当归　菊花　山栀仁各二钱

苦寒之药各二钱，用井水五碗，春夏浸二日、秋冬浸四日，常以手搅之。浸毕去滓，将药水分作清浊二碗。将所煮甘石入阳城罐内，大火煅红钳出，少时先以浊水淬入，再煅，再淬，以水尽为度。此阳制用阴药浸水法也。又将前阴制煎水药滓及阳制浸水药滓共合一处，浸水二碗，去滓滤净，再澄清。将炼过甘石倾内研搅，浸露一宿飞过，分轻重二处晒干，上者为轻，下者为重，各研极细收藏。轻者治轻眼，重者治重眼，此阳

丹合制用药之法也。盖甘石经火炼，本阳药也，又用发散药制度，是辛甘发散为阳之象，故以阳丹名。又用阴药为阴制者，是阳中亦有微阴之象，及治火毒法也。

阴丹药品法制

铜绿黄连水煮，飞过，阴干，一钱五分　青盐块白水洗　乳香各三钱　硇砂甘草水洗，六分　密陀僧飞过，二分　没药二分半

又将前制阳丹炉甘石一两共七味，俱研极细，勿令犯火，所以为阴药也。中用阳丹甘石者，为阴中有阳之象也。但用苏州薄荷净叶、川黄连、龙胆草三味各等分，浸水二盏，露一宿，去滓滤净水一盏，入前药在内调匀，明月下露一宿而，得月之阴气；次日晒干，又得日之阳气也。俟夜露日晒，透干，再研极细入后药。此制阴丹之法也。

川黄连去皮毛，洗净，干，六分三厘　草乌六分　细辛去上叶，五分　胡黄连条实者洗净，干，四分　薄荷要苏州，净叶洗净，晒干，二分

以上五味乃疏风退热之药，取象于五轮之义也。各研极细拌匀，用人乳为丸如小豆大，用绢袋盛之，悬于东屋角头风干，再研极细筛过，和前药内共研匀，又入后药。

生姜粉用大鲜姜四五块，竹刀切开剜孔，以黄连末填内，湿纸包，火煨，取出捣烂，绢滤出姜汁，沉粉干者一钱半　朱砂明者，飞过，六分　黄丹黄连水飞　白丁香　白粉霜各一分　海螵蛸去粗皮，研　轻粉各一分半　制牙硝四两　血竭花艾薰，研，四分　雄黄飞过，二分半　珍珠五分，研

以上阴丹药味共和一处，研极细，用瓷罐收贮，是为阴丹药。虽颇峻，但合时有轻重缓急之分，而有病轻则轻、病重则重之法也。如用者，须当斟酌。

配合阴阳法式

前所制阴阳二丹，无独用之理。所谓孤阳不生，孤阴不长之义。然配合之法其名有五，取阴阳生五行之义也。开列于后。

上药研，有先后。二丹为先，后所配如加粉、砂、矾味为次，而片、麝则又候诸药研至极细时方可加入同研。凡合眼药皆依此法，而粗细须以舌尝之。大抵女人眼药宜从右转，男子宜从左转，否则治目有反攻之患，须识此意。

一九金丹

阳丹九分　阴丹一分　硼砂一分二厘　玄明粉风化，一厘　明矾一厘　麝香二厘　泥片三厘

二八木丹

阳丹八分　阴丹二分　粉霜二分　玄明粉风化，二厘　硼砂二分　明矾一分　麝香二分　梅花片三分

三七水丹

阳丹七分　阴丹三分　粉霜四厘　硼砂一分　麝香一厘　冰片三厘

此丹不用矾。

四六火丹

阳丹六分　阴丹四分　粉霜六厘　硼砂一分半　明矾二厘　麝香一厘半　冰片三厘

阴阳合配土丹

阳丹五分　阴丹五分　粉霜八厘　硼砂二分　明矾二厘　麝香一厘　冰片三厘

俱研如前法。

用丹头大要

前所配合二丹，按阴阳生五行之义也。其轻重之分，则金丹为轻，而木丹、水丹则渐加重，暴发赤眼、近年翳膜可以酌点者也。至若火、土二丹则为峻重，远年老翳膜、胬肉攀睛方可施治。可暂点数次，不可常点。所谓邪轻则轻，邪重则重。又须量人眼内容受何如，以意推裁，不必拘执。故曰神而明之，存乎其人。然点眼以饱，治眼须用吹。若翳膜在眼珠上，必吹可到。吹较点多有神效，眼轻则不可吹。吹点后则以桑白皮、侧柏叶煎水稍热洗之，一可以退散赤脉，二可以洗去药毒。切勿用冷水洗，忌寒凉。点至将愈时，则不可过点，盖留有余不尽之意，恐过点以致复发。须识此意。

不换金拨云丹　治一切远年近日翳障，皆能复明。

大石蟹一个　大黄　桔梗　川黄连　黄柏　黄芩　防风　荆芥穗　羌活　乌药　陈皮　苏薄荷　枳壳　干姜　前胡　桑白皮　姜黄　细辛　当归　木贼　菊花　柴胡各等分

上药二十二味细剉，用水五大碗，放铜器内浸三日，将布滤去滓。却将石蟹微火煅令紫色，入药汁内蘸冷，取起，细研为末，就将药水淘，飞浮清者，以净器盛浮水，安静室勿动，以物覆器上，毋使尘垢入内。俟其澄清，倾去药水，以蟹粉暴干取用，配合后之诸药。

蟹粉　坯子各五钱　熊胆　硼砂　胆矾各一钱　银朱　轻粉　蕤仁霜　朱砂各一钱　川椒　黄连　夜明砂　牛黄　珍珠　冰片各五分　巴豆霜　血竭　金墨各二分

上各依制法，合研一日，极细无声，瓷罐贮之听用，名曰丹头。随病轻重，加减点眼，其效如神。

轻号

丹头五分　冰片一分　麝香三厘　粉霜一钱

上共研极细。专治一切风热暴赤烂弦，迎风冷泪，怕热羞明。或兼半年一发，或一年数发，发作无时。悉以轻剂点之，不可轻用重药，病轻药重反受其害。内服合病之剂为助。

次号丹

丹头六分　冰片一分　麝香三厘　粉霜一钱

上共研细。专治久患不瘥，珠上生白翳，或有红筋赤膜，悉以此次轻药点之。每日二、四次。若见退减，月点一二次。

重号

丹头七分　冰片一分　麝香三厘　粉霜一钱

上研极细。治眼患颇重，或翳障垂帘，或亦滞痛涩。用此吹点，每日三四次，目渐愈即止吹药，点数亦减，内服稍轻药为愈。

至重号

丹头九分　冰片一分　麝香三厘　粉霜二钱

上研细。专治重眼，厚膜遮睛，钉白翳，昏盲无冗，方点此药。每日点二三次，渐愈渐减。

珍珠散　不用刀针割，全凭此药方。

珍珠　玛瑙　琥珀　珊瑚各钱半。以上四味俱用豆腐煮过，研　月石　熊胆各五分。笋壳盛，烘脆为末　冰片四分　麝香二分半　血竭花七分半　朱砂细研、水飞，七分半　黄连五分　乳香去油，五分　没药去油，五分　炉甘石制，一两半

各为细末筛过，再照分数秤定，合为一处，研万匝，复以绵纸筛下，瓷罐收贮听用。其效如神。

拨云退翳丹　点一切星障、胬肉、顽翳、老膜，诸般实症。立开瞽目，神效。

水银一两二钱　青铅二两　硼砂一两六钱　火硝一两二钱　明矾一两二钱　皂矾一两

防风　草决明　木贼　威灵仙　龙胆草　荆芥各二钱半　归尾五钱

前六味中，先将水银熔化，入铅拌匀，倾出研细。然后每味各研合匀。次将后七味，水五盏煎至二盏，去滓再煎至将干，下前六味。未结胎盐泥固济，以三炷香为度，先文后武。取搬地上，出火气，于上刮取，其色要淡黄色为佳。每升药五分，配上好煅过甘石一钱，冰片、朱砂、雄黄、珍珠各二分，白丁香、飞过硇砂各一分，玄明粉五厘，共研极细，瓷瓶收贮待用。

石燕丹　治一切障翳云蒙，无论远年近日、翳之厚薄，皆以点之。

羊脑甘石四两，入大银罐内，盐泥封固，用炭火煅一炷香，以罐通红为度。取起为末，用黄连水飞过，再入黄芩黄连黄柏汤内，将汤煮干，以甘石如松花色　硼砂铜勺内同水煮干　朱砂水飞　石燕　琥珀净末。各一钱半　鹰屎白一钱。如

无，白丁香代之 冰片 麝香各一钱半

上为末，研至无声，用水蘸点，点眼大眦。

枯涩无泪加熊胆、白蜜，热翳加珍珠、牛黄，老翳加倍硼砂、猪胰子，血翳加真阿魏，冷翳加附子、尖雄黄，黄翳加鸡内金，风热翳加蕤仁。

摩风膏 治脑热沉闷头疼，并皆贴之。

黄连 细辛 当归 杏仁去皮 防风 松脂各五钱 白芷 黄蜡各一两 香油四两

先将蜡油融化，前药共研细末，慢火熬膏，贴太阳穴。

凡治目，点眼药必按时候，每日须过已至午始点。盖人之阴阳与天地同，子后一阳生，午后一阴生，正是阳主之际，火亦生焉。若点药犯之，则火势难遏。午后属阴，方宜点药。或膏或散，用犀角簪或骨簪心蘸水、乳汁，医者轻手徐徐对病投药，命患者闭目仰面，久坐不睁，切戒妄想多言。轻则可点二三次，重则点三四次，每次必用簪拨净药滓。不可过点，过点则未必爽快，恐激动其火，反增其患矣。

治眼吹药诸方

立应散 治内外障翳，昏涩多泪，及暴赤眼，一切目疾并皆治之。每日嗃鼻。

踯躅花减半 香白芷 当归 雄黄 川附子炮 鹅不食草洗净，各等分

上为细末，入麝香少许和匀，含水嗃鼻内，去尽浊涕、眼泪为度。

青火金针　治火眼赤肿，及头疼、牙疼者。

焰硝一钱　青黛　苏薄荷净叶　川芎各五分

上为细末。命患人口含水，以竹管吹入鼻内，浊涕、热泪去净为度则愈。

通顶散　治风毒攻眼，并夹脑风。

香白芷　细辛　藿香叶　川芎各七钱　踯躅花三钱

上为细末。每令病人先噙新汲水一口，后用芦筒少挑，嗃于鼻内，以手擦两太阳穴。

止痛药方

乳香丸　治眼疼、头疼，瘀血攻冲，体急、遍身疼痛。

五灵脂二钱　乳香　没药　草乌　蚕砂各五钱　赤芍三钱　当归二钱

上为细末，酒蒸面糊为丸如梧桐子大，每服七丸，薄荷汤或茶清任意送下。如头痛甚，三服即止。

按：乳香、没药总为定痛之要药也，必审其痛之源而佐之，以乳、没则其效速也。如有风而痛者，用散风药中加乳香、没药则痛可止，如血滞而痛者，当用行血药中加乳香、没药而痛即止；如热郁而痛者，当用清热药中加乳香、没药而痛即止。今人不工于此，而惟恃乳香、没药定痛，服之而痛不止者，不知治痛之所在也。乳香、没药岂能奈之何哉！而徒嗟其药之不效，弗思甚耳。

治眼诸症经验方参考

大凡治眼，先讲内障。内障之症最多，必指定何等内障，因病用药，自有效验。外障之病，急缓不等，必要明病情、知阴阳、辨表里、别虚实，不可执泥。概用寒凉饵人，不惟损目，而且身体有害。临症宜细心详察，不可粗忽，有性命之关。有人素服寒凉太过，以致饮食不甘、身体困惫，眼目愈加昏昧者，此刻急以挽回，服助阳活血汤、补中益气汤，病有愈之期矣。

近世之盲瞽，因寒凉药医伤者十有八九，因温热药医伤者百无一二。余恐后人不明寒凉之害，前已叙明。今又录于此，其笔太繁。屡言寒凉之过，是以教后学不致有误也。

——凡观眼病，先审其色。有气色不变，色白者，必是怒气伤肝。如烟如雾者、白珠又有红丝，必是心火盛。

——目病瘀肉四围高过乌珠者，此肺热受风也，宜胜风汤。

——目病有泪，白睛红，乌珠有白星点，此肝热也，宜修肝散。

——目雀盲症，夜间呕吐，或泄泻腹胀，宜香砂六君子汤加川姜、丁香。诸症若退，仍雀目者，用助阳和血汤以助之。

——目病偏头疼，以致眼睛俱痛，须先服童便半碗，痛止。然后因病用药，宜川芎茶调散以除风热。童便善治目之虚实痛，去六腑之邪热，尤能退翳。

——妇目病，素有头疼之恙，加之目病，头疼如破，大便燥结，口渴，饮水过多，目珠火热。医用寒凉攻下之剂，病状日增，就余治疗。用和血除风之剂，头疼减，翳渐消。又复感受风邪，头痛又甚，大渴，目热，用清散小剂，病益甚，蒙头得汗稍轻，汗退疼又甚。又用助阳和血汤加桂、附、吴萸、藁本、丁香、砂仁、川朴，头疼遂止。乃阴症似阳。白珠浅红，头疼大渴，头不疼不渴，手按则轻，蒙头则轻，有此数症，知其阴症似阳也。

——目病形如秃疮上肤皮，一层一层起。审其源，母乘子位，因肾热又以热助之，故生此症。宜羌活除热饮。

——目能下视、不能上视，气虚也。能上视、不能下视，血虚也。目常欲垂闭属气虚；羞明酸涩属血虚；眼目上吊，血虚有风也。

——目赤而不散，初得时不肿不痛，只是羞明怕日，常常淡红，属气虚不能约束乎血上行于目，法宜益气为急，宜助阳和血汤加杭白芍。或肝受风热，亦赤而不散，其病时而痛，宜归芍红花散，外加丹皮、柴胡。至于目病之轻重，用药多寡，不可不审，慎之。

——目有血珠，赤环如带，谓之抱轮红，方宜养阴降火汤，或还阴救苦汤。

——目上午不痛、下午痛，此虚热也，宜助阳和血汤。

——目撞刺损伤，以养荣散瘀血为主，用归芍红花散，黄酒冲服。痛不止，加乳香、没药、赤芍、白芷并用。

——目昼夜疼痛，肝气滞也，用没药定痛散。

——目患混睛障症，谓满眼皆一色之障也，不可轻弃勿治。先观其气色，再问其得病之由。若因寒凉太过，必先扶脾胃，气血和畅，胃气升发，翳障即退。有一妇患雀目症，因服寒凉药过多，以致满眼皆障，后服助阳和血汤并拨云散而愈。小儿得此作疳伤治。

——目中之障或圆或缺，痛则见之，不痛则隐，聚散不一，来去无时，谓之聚开翳。此症乃因火瘀湿热上冲入脑，故得此症，痰火人多患此。方宜生熟地黄丸。

——凡实翳多热痛，用驱风除热饮；虚用助阳和血汤。

——凡有陷翳者，多有虚症；有瘀肉者，多是实症。

——凡多年冷翳，用拨云散、加味四物汤。

——目病生赤翳或生膜遮睛，四边散漫者易治；若翳遮瞳神，中间厚者，多有失明，不易愈。

——凡小儿目睛上吊而露白者，非毒非气，乃元气虚损所致，脉必促数，以保元汤加陈黄米主之。

——目病惟太阳穴痛，每日间两目忽盲，良久方愈，甚则一而再、再而三，责之气虚。先用羌活天麻散止头疼，后用助阳和血汤治目盲，须多服有效验。

——目病痛甚，初起白睛红，后红退仍痛，无翳，瞳仁内隐隐有白星一点，视物茫茫，眼内头面发热。清不效，攻下不效，宜服助阳和血汤，久服则愈。

——瞳仁昏暗，视物不清，睛珠酸痛，眼角早晨干涩。宜助阳和血汤去白芷加白芍、羌活。

——目无云翳，昏昧不能视物，身觉发冷，兼雀目者，元气虚、肝血不足，助阳活血汤、补中益气汤主之。

——产后目珠红，泪出羞明，睛珠痛甚，乃肝气不足，以养血为主，当归养荣汤加柴胡，有热加生地、栀子。

——目白珠微红有泪，夜睛珠微痛，傍瞳仁生泡如粟米，属血虚有火，宜当归养荣汤去熟地、加生地，加夏枯草更妙。

——目红肿，羞明，泪痛，无翳，清不效，胜风汤主之。

——人身体强壮，目病肿痛，白睛红壅，大便干燥，头面发热，乌珠发黑翳如珠如豆，用寒凉剂，倍加大黄。候黑翳平复大半，红气不散而仍发热者，为血壅盛，宜胜风汤去白术加红花，有云服流气饮。

——目白睛大眦红起，黑睛有小白疙瘩，无云，昏甚，羞明，早起有眵，时微痛，宜明目流气饮主之。

——目下午痛者，气血虚，宜助阳和血汤；上午痛，气火旺，宜洗肝散、明目流气饮。

——目半边头疼，以致眼睛痛，先服复生汤，并服童便一碗，痛止，再服当归养荣汤。

——目昏暗，瞳仁并黑睛气色如乌纱，蒙蔽不清，或睛红、羞明、痛、流泪，服苦寒药不愈者，宜柴胡复生汤主之。

——目瞳仁下有白点，白睛稍红，前半日稍重，后半日稍轻，心内头面觉热，眼前有蝇虫之状，宜复生汤去苍术加栀子。

——目紧涩羞明，眉骨酸痛，或目赤痛、头痛、身壮热，宜羌活胜风汤主之。

——目睑上有疮，眼内发热，羞明，瘾磨不甚痛，无泪，睛红昏暗，清不效，胜风汤加蔓荆子去白术。

——目白睛红，时愈时发，反复无常，黑睛有白点成陷翳，宜**羊肝散**。

车前子　草决明　青葙子　使君子　苍术各二钱

用白公羊肝入药在内，荷叶包煮熟，不拘时吃。

——冷泪眼，不赤不痛，无翳无膜。凡早出迎风有冷泪，或至秋凉迎风有泪，其泪太甚，病在肝也肝虚。宜当归、熟地、青盐、木贼。

——目热泪如糊粘，上下眼皮红肿，羞明不能见日光，夜不能见灯光，病在心也心热。栀子、黄芩、黄连、木贼、荆芥、生地、夏枯草。

选《银海精微》经验数症

目者肝之外候，其实生于肾水。肝属木，肾属水，水能生木，子肝母肾焉。有子母而能相离者哉！故肝肾之气充则目精彩光明，肝肾之气乏则目昏矇眩晕。乌轮赤晕刺痛浮肿，此肝热也，治法宜用酒调散或泻肝散、生地黄散，点用九一丹。

眼生清泪，枯黄绕睛，此肝虚也，治法宜用补肝散、补肾丸，点用九一丹，此乃滋母益子也。

瞳神散大、淡白、偏斜，此肾虚也。此淡白内障症。散大有七种，热者最多，非独虚也，宜详内障瞳神散大症。宜补肾明目丸、驻景丸。

瞳神焦小或带微黄，此肾热也，治法宜服五泻汤、抑阳酒连散。

眼患拘急牵飕瞳睛，胞白痒而清泪，不赤不痛，谓之风眼。治法宜羌活除风汤。

乌轮突起，胞硬红肿，眵泪湿浆，里热刺痛，是谓之热眼。治法用双解散，痛止用生地黄散，点清凉散。

眼昏而泪，胞肿而软，上壅朦胧，酸涩微赤，是谓气眼。治法宜明目流气饮、酒调散主之。

或风与热并，则痒而浮赤；风与气搏，则痒涩昏沉。宜用羌活除风汤。

血热交聚，故生浮肤、粟疮、胬肉、红缕、偷针之形，宜泻脾汤、泻心汤，以劆洗法。

眼热红久，复有风冷所乘则赤烂，宜洗肝散、泻心汤，洗用碧玉散，其效甚速。

眼中不赤，但为痰饮所注则作痛，治法宜二陈汤。三四贴后用明目流气饮。

白睛带赤或红筋者，其热在肺，治法宜洗肺汤，次服洗肝汤，点用九一丹。

上胞下睑目唇间如疥点，其热在脾，治用泻脾汤、三黄丸主之，可劆可洗，用清凉散点之，有旧翳者九一丹点之。

白陷鱼鳞症，肝肾俱实，血衰成陷，治法服酒调散、蝉花散，点二八丹。

经云：气血充和，百病不生。气血不至，故有渺视、胞垂、雀目、盲障之形。浅淡而隐红者为虚热，深红而矗赤者为实热，两眦逞露而生胬肉者，此心热血旺。白膜红、膜如伞纸者，此气滞血凝。热症，瞳仁肉壅，白睛带湿色，浮而赤者也。冷症，瞳仁青绿，白睛枯槁，气沉而浊也。眼热经久，复有风冷所乘则赤烂。此外症大概，斟酌施方无不效矣。以上诸方开于后：

酒调散

当归　麻黄　苍术　赤芍　菊花　羌活　大黄　茺蔚子　桑螵蛸

共为细末，黄酒调服。

双解散

大黄　防风　赤芍　薄荷　川芎　当归　甘草　川厚朴　朴硝　栀子　连翘　桔梗　黄芩　石膏　麻黄　荆芥　滑石

共为末，水煎服。

泻肝散

桔梗　大黄　知母　朴硝　黄芩　黄连　玄参

修肝散

当归　黄芩　薄荷　连翘　栀子　甘草　防风　蜂蜜引

川芎茶调散

菊花　薄荷　羌活　川芎　荆芥　石决明　石膏　甘草　防风　木贼

上剂，水煎服。

明目流气饮

牛子　栀子　荆芥　玄参　白蒺藜　细辛　防风　甘草　大黄

水煎服。

蝉花散

白菊花　防风　黄芩　羌活　栀子　川芎　白蒺藜

木贼　蔓荆子　草决明　谷精草　荆芥　甘草　蒙花

上白水三盅，煎至一盅，温服。

补肾丸

泽泻　菟丝子　五味子　茺蔚子　细辛　山萸　山药　熟地

上为细末，炼蜜为丸如桐子大，每服二十丸，空心盐汤送下。

洗肝汤

黄芩　栀子　茯苓　人参　川芎　柴胡　地骨皮　菊花　黄连　甘草　桔梗　竹叶

每食后温服。

生地黄散

生地　白芍　当归　甘草

上每食后服。

驻景丸

当归　熟地　枸杞子　川椒　楮实子　五味子　菟丝子

上为末，炼蜜为丸。

加味四物汤

当归　生地　白芍　川芎　五味子　柴胡　丹皮　地骨皮　地肤子　寒水石　甘草

上水煎温服。

生熟地黄丸

川牛膝　石斛　枳壳　防风　生地　熟地　杏仁　羌活　菊花

上为细末，炼蜜为丸如桐子大，每服三十丸。以黑豆炒，烟尽，淬好酒，食前送下。白蒺藜汤亦可。

归芍红花散

归尾　赤芍　红花　防风　桑皮　甘草

水三盅，煎至一盅，温服。

保元汤

人参　黄芪　寸冬　五味子

水煎温服。

胜风汤

川独活　防风　荆芥　薄荷　赤芍　川芎　黄连　甘草

水煎温服。

洗肺汤

生地　木通　桑白皮　车前子　栀子　白芍

上水三盅，煎一盅，温服。

泻脾汤

川大黄　栀子　连翘　白芍　牛蒡子　黑玄参

上水煎，温热甚加芒硝、竹叶。

羌活除热饮

羌活　防风　荆芥　栀子　黄芩　牛蒡子　连翘

水煎，空心服。

羌活除风汤

羌活　白芷　苍术　川芎　芥穗　赤芍　生地　甘草

水煎，温服。

羌活天麻汤

天麻　羌活　藁本　白芷　菊花　黄芩　生地　白

芍　荠穗　甘草

上水煎，温服。

没药定痛散

没药　乳香　防风　白芷　白芍　柴胡　香附

为粗末，水煎，温服。

泻心汤方见痛如针刺症

补肝散见视一成二症

六君子汤见雀目症

还阴救苦汤见气火症

拨云散见皮紧缩小症

驱风除热饮见胬肉攀睛症

三黄丸

补中益气汤见高风症

助阳和血汤

当归养荣汤

柴胡复生汤上三方俱见陷翳症

抑阳酒连散见瞳仁缩小症

太玄真人还睛丸　治远年近日一切目疾，内外障翳，攀睛胬肉，烂弦风眼。及年老虚弱，目昏多眵，迎风冷泪，及视物昏花、久成内障。此药最能降虚火，升肾水。若久服之，夜能读细字。

人参　杏仁泡去皮尖　肉苁蓉酒洗，焙干　杜仲酒洗，炒　牛膝酒洗，炒　石斛　枸杞子各一两　犀角锉细末　防风各八钱　菊花去梗叶　菟丝子酒煮，焙干　当归酒洗　熟地酒洗，焙干　黄柏酒洗，炒　青葙子　枳壳麸炒　茯苓乳蒸，晒干　蒺藜杵去刺，炒　羚羊角锉细末　草决明

山药各一两　天冬焙，炒干　麦冬去心，焙干　生地酒洗。各三两　川芎酒洗，炒　黄连酒洗，炒　五味子焙干　甘草炒，各七钱　知母酒炒，二两

上共研细末，炼蜜为丸如桐子大，每服四五十丸，空心盐汤送下。一方内无当归、肉苁蓉、杜仲、黄柏、知母，亦名固本还睛丸。

选择眼科应用要穴

百会穴　在前顶后一寸五分，顶中央，两耳尖上对是穴。刺二分。主治头风头痛。

合谷穴　一名虎口。在手大指次指歧骨陷中。刺三分。主治偏正头痛，面肿，目翳。经云：治鼻与目痛不明。《席弘赋》云：睛明治眼未效时，合谷、光明不可缺。又云：治头痛，面肿，体热身汗，目暗视茫然。

上星穴　一名神堂。在鼻上入发际一寸陷中。刺三分，一云宜三棱针出血，泻诸阳热气。主治头风、头疼，鼻塞，目眩，睛疼，不能远视。

瞳子髎　一名太阳。在目外去眦五分。刺三分。主治头痛，目痒，外眦赤痛，翳膜，青盲，远视䀮䀮，泪出多眵。

颊车穴　在耳下近前陷中，侧卧，开口取之。刺三分。主治中风，牙关不开，失音不语，口眼歪斜；颊肿，牙痛，不可嚼物，颈强不得回顾。

临泣穴　在目上入发际五分陷中，正睛取之。刺三分。主治鼻塞，目眩，生翳多眵，流冷泪，眼目诸疾，惊痫百病。

风池 在耳后脑空下，发际陷中，按之引耳。刺四分。主治中风，偏正头疼，颈项如拔，痛不得回，目眩，赤痛泪出。《通玄赋》云：头晕目眩觅风池。

丝竹空 在眉后陷中。刺三分。主治头痛，目赤，目眩，视物䀮䀮，拳毛倒睫，风痫戴眼，发狂，吐涎沫，偏正头风。《通玄赋》云：治偏头痛难忍。传眼赤痛。针一分出血。

光明穴 在外踝上五寸。刺六分。主治热痛。《席弘赋》云：晴明治眼未效时，合谷、光明不可缺。

攒竹穴 在眉头梢宛宛中。刺一分，宜三棱针刺出血，泄热气，眼目大明。主治视物䀮䀮，泪出，目赤，瞳子痒，眼中赤痛，及腮脸瞤动。

印堂穴 在两眉中间。治小儿急慢惊风。

睛明穴 一名泪孔。在内眦头外一分。刺一分半。主治目疼，视物不明，见风泪出，胬肉攀睛，目翳眦痒，疳眼，头疼目眩。凡治雀目者可久留针，然后速出之，并行间穴，可治雀目。

头光明穴 在瞳仁上眉中。刺一分。主明目退翳。此穴出《银海精微》。

头维穴 在额角入发一寸五分。针三分。主治头疼如破，目痛如脱，目瞤，目风，泪出，偏风，视物不明。

附大宗伯董玄宰先生
秘传延寿丹方

陈逊斋先生曰：延寿丹方，系云间大宗伯董玄宰先生久服方也。家先孟受业于门，余得聆先生教。蒙先生授余书法，深得运腕之秘，侍久乃获此方。先生年至髦鬐，服此丹须发白而后黑，精神衰而后旺，信为劫病延年之仙品。凡人或无恒心，一服辄欲见效。经书明示以久二字，人不聪察，咎药无功，误矣！余解组二十余年，家贫年老，专心轩岐之室。请益名流，勤力精进，寝餐俱忘。历二十余年，始悉《内经》之理，阴阳之道。余于壬子年七十五岁时，饥饱劳役，得病几危。因将丹方觅药修制。自壬子年八月朔日服起，至次年癸丑重九，登雨花台，先友人而上，非复向年用人扶掖，而且气喘。心甚异之，始信此丹之神效。余须发全白，今发全黑，而须其半。向之不能步履，今且行步如飞。凡诸亲友，俱求此方。遂发自寿寿人之诚，因付梓广传，令天下人俱得寿长。虽药力如是，必药力与德行并行不悖，自获万全矣。药品开于后：

何首乌 大者有效。取赤白二种，黑豆汁浸一宿，竹刀刮皮，切薄片晒乾。又用黑豆汁浸一宿，次早柳木笼、桑柴火蒸三炷香，如是九次。记明不可增减，晒乾听用。后药味共若干两，何首乌亦用若干两。此药生精益血，黑发乌须。久服令人有子，却病延年。

菟丝子 先淘去浮空者，再用清水淘挤沙泥五六次，取沉者晒乾。逐粒拣去杂子，取坚实、腰样、有丝者，用无灰酒浸七日，方入甑蒸七炷香，晒乾，再另酒浸一宿，再蒸。如是九次，计晒干磨细末一斤。此品养肌强阴筋，补卫气，助经脉。更治茎中寒，精自出，溺有余沥，腰膝软痿，益髓添精，悦颜色，增饮食。久服益气力，黑须发。

豨莶草 五六月采叶，长流水洗净、晒干。蜂蜜同无灰酒和匀，拌潮一宿。次早蒸三炷香，如是九次记明，晒干为细末一斤。此品治肝肾风气，四肢麻痹，骨痿、膝冷酸。治口眼㖞斜，半身不遂，安五脏，生毛发。唐·张诔进表云：服豨莶草百服，眼目清明，筋力轻健。千服，须发皆黑，久服长生不老。

嫩桑叶 四月采。杭州、湖州家园摘者入药。处处野桑俱生，不入药。取叶，长流水洗净，晒干。照制豨莶法，九制。研细末八两。此品能治五劳六极，羸瘦水肿虚损。经云：蚕食生丝织锦，人食生脂延年。

女贞实 冬至日，乡村园林中摘腰子样黑色者。走肾经。如坟墓上圆粒青色者为冬青子，不入药。用取装布袋，挼去粗皮，酒浸一宿，蒸三炷香，晒干为细末八两。此药乌发黑须，强筋力，安五脏，补中气，除百病，养精神。多服补血去风，久服返老还童。

忍冬花 一名金银花。夜合日开，有阴阳之义。四五月处处生。摘取阴干，照豨莶草法，九蒸晒干，细末四两。此品壮筋骨，生精血，除胀满，逐尸气，健身延年。

川杜仲 厚者佳。去粗皮，青盐同姜汁拌潮，炒断丝八两。此药益精气，坚筋骨。脚中酸疼不能践地，色欲劳，腰背挛痛强直。久服轻身耐老。

雄牛膝 怀庆府产者佳。去根芦，净肉屈而不断，粗而肥大为雄；细短硬脆、屈曲易断为母。不用酒拌，晒干八两。此品治寒湿痿痹，四肢拘挛，膝痛不可忍。男子阴消，老人失溺。续绝益精，利阴填髓，黑发乌须。以上杜仲、牛膝制就，且为末，待何首乌八十四两蒸过六次，不用黑豆汁拌，单用仲、膝二种，同何首乌拌蒸三次，晒三次，以足九蒸之数。

怀庆生地 取钉头鼠尾、大枝者有效。掐如米粒者，晒干为细末，四两。

自菟丝子至生地，共七十二两。何首乌赤白共七十二两，用四膏子旱莲熬膏一斤，金樱子熬膏一斤，黑芝麻一斤，桑椹子熬膏一斤。同前药末一百四十四两，捣数千捶为丸。如膏不足，加白蜂蜜，增补捣润方足。

加减法：阴虚人加熟地一斤，阳虚人加附子四两，脾虚人加人参、黄芪各四两，去生地。下元虚，加虎骨一斤；麻木人，加明天麻、当归八两；头晕人，加玄参、明天麻各八两；目昏加黄菊花、枸杞子各四两；肥人湿痰多者，加半夏、陈皮各八两。传家宝方。

通天乐叙

世人俱各有性天之乐，原不因外境之顺逆而移也。然人虽各有天乐，鲜得受享者，皆为私欲所蔽。予不揣愚昧，乃将明达语事，慢用俚言，记述数种。某某因存天理，即受许多快乐之福；某某因天理为私欲所蔽，即罹忧愁困苦之殃。吾赘浅说，著书曰《通天乐》。谓人能通达乎性天之乐，则随时随境，皆享极乐于无涯矣。夫上而至孔颜乐处，亦不外乎性天之乐，但能造其极耳。等而论之，程明道之予心乐者，惟自乐于性天，而他人不识也。白居易之字“乐天”者，趣专于性天之乐也。邵康节之居名“安乐窝”者，安于天乐也。司马光自得乎天乐，即以“独乐”名其园。王心斋学是学此乐，遂有“乐学歌”。今人能通此乐，则俯仰寰宇，凡水流花放、鱼跃鸢飞，皆性天中之透露，何莫而非我心之真乐。昔日予曾有鄙词云：眼前快乐谁能晓，自寻诸烦恼。高超极乐天，胜住蓬莱岛。此即通天性之乐而已矣，又岂外境所能移易哉？

石天基撰

人生得岁月，延岁日，得欢悦，且欢悦。万事乘除总在天，何必愁肠千万结。此邵子歌也。人能体贴此数语，则一生快乐有余。要知一切名利愿欲之事，总因各人前生积业而来。上天久已注定，人徒谋虑争夺，有何益乎？所以田老者，自号靠天翁，识破造化之本源矣。

康熙初年，有个田老者，自号靠天翁，为人最长厚。少壮时曾作过一任县丞。到任之后，上司之馈送，各项之料理，若点缀不到，非是委解钱粮，就是押送重犯，终日奔波不宁。凡民间讼事，或上司批词，他立心循理。但有来嘱情的，俱不肯依。但有来贿赂的，俱不肯收。若要他以曲为直，断断不能。时存天良，冰心铁面。因此乡绅士宦，俱不喜欢。田老见来的事件，大半是坏心钱财。欲作清官，奈自己家不富馀，微俸无几。欲不作清官，自心不安，报应可畏。因而未到半年，即告病回家。城外一里多远，有一天竹园。每年四月间发笋，与人贩卖，得此以供食用。园中有草房三间，安住妻子家眷。屋傍有小草轩一间，草花数种。他生有两子，一子略知书文，即教训蒙糊口；一子壮实粗拙，即教耕种度日。田老者，不喜入城，每日只在园中逍遥快乐。石天基之友，传说田老者，今已九十余岁，须发尚未全白，形容少壮，此当今之异人也，不可不去拜访叨教。石因执贽至翁竹园，只见万竿绿竹参天，屋傍草轩自题曰“啸好自乐”。书积盈架，柱有二联云：

随时快乐随时福，一日清闲一日仙。

竹里常贻无事福，花间熟读快心书。

又见两壁上粘格语四联：

一枕卧羲皇，睡起每因黄鸟唤；数椽栖巢许，闲来惟笑白云忙。人莫欺心自有生成造化，事皆由命何须巧用机关。机息时、即有月到风来，不必苦海人世，心远处，自无车尘马迹，何须痼疾丘山？得了便非贫，身外黄金何足美？能闲即是福，世间白发不相饶。

少时田老出来相会，接待极其谦和，语言极其浑厚，真是道高人。因与交往数月之后，我拜求田老，如何得此高寿？田老曰：我法最简最易，但世人不肯信服。心之愿欲，若要满足，何能得遂？只须自已假设境界，则心中快乐不已。我自己有假设三条云：

今只无灾无病，得此康宁，即自以为天上神仙，快乐极矣！

今只蔬饭布服得此饱暖，即自以为玉食锦衣，快乐极矣！

今只茅屋竹篱，得此安住，即自以为蓬莱仙苑，快乐极矣！

田老又曰：此三条之外，老汉向日曾受朝廷一命之荣，本是微员薄俸，我自以为高官厚爵。今虽辞官，许多荣耀，岂不乐极？此一条不入前三条之内，恐多有未曾为官者，岂不缺典？只须前三条，并不烦难，世人俱可自为，即是心满意足，寿由此而延长，福由此而加添，病却身安，得效最速。至于一切得失乘除，俱从各人前生修积所致，上天俱有主宰。今惟有靠天过活，所以我一生并不愁苦机谋。我因自号“靠天翁”者，此也。鄙见如此，不知高明以为何如？石深喜敬服，因又恳求长寿捷法，田老又传八句云：

保养三般精气神，少言少语少劳心。

食惟半饱宜清淡，酒止四分莫过醺。

常把戏言来取笑，每怀乐意不生嗔。

炎凉变诈都休问，让我逍遥过百春。

凡得其指点者，俱皆悦从。其后田老寿至一百一十七岁，无病而逝。总因田老者，立心长厚仁慈，已有根本。欲求快乐福寿者，未可只循其法，而置根本于不问也。昔紫阳真人有一句云：“黄芽白雪不难寻，达者须凭德行深”。通此窍矣。

石天基撰

方剂索引

五画

六画

七画

八画

九画

十画

十一画

十二画

十三画

十四画

十五画以上